AF239876

Organisation und Recht des Rettungswesens

Band 5

Herausgegeben von Prof. Dr. Gerhard Nadler

Das Rettungswesen der ehemaligen DDR

Betrachtung eines vergangenen Systems sowie dessen Übergang in das System der BRD

Christian Schlegel

Diplomica Verlag

Schlegel, Christian: Das Rettungswesen der ehemaligen DDR. Betrachtung eines vergangenen Systems sowie dessen Übergang in das System der BRD. Organisation und Recht des Rettungswesens. Band 5, Hamburg, Diplomica Verlag 2020

Buch-ISBN: 978-3-96146-748-8
PDF-eBook-ISBN: 978-3-96146-248-3
Druck/Herstellung: Diplomica Verlag, Hamburg, 2020

Bibliografische Information der Deutschen Nationalbibliothek:
Die Deutsche Nationalbibliothek verzeichnet diese Publikation in der Deutschen Nationalbibliografie; detaillierte bibliografische Daten sind im Internet über http://dnb.d-nb.de abrufbar.

© Diplomica Verlag, Imprint der Bedey Media GmbH
Hermannstal 119k, 22119 Hamburg
http://www.diplomica-verlag.de, Hamburg 2020
Printed in Germany

Über diesen Band

Das Rettungswesen der DDR unterschied sich erheblich von dem heutigen, bundesdeutschen Rettungsdienst. In dieser Untersuchung wird das System in seiner Entwicklung vom Kriegsende bis zum Ende der DDR 1990 ausführlich geschildert. Dabei werden die Strukturen von „Dringlich Medizinischer Hilfe" (DMH) und „Schneller Medizinischer Hilfe" (SMH) sowie die genutzten Fahrzeuge und die Kompetenzen des eingesetzten Personals vorgestellt. Abschließend wird aufgezeigt, welche Elemente des vergangenen Systems eventuell vorschnell abgeschafft wurden und für den deutschen Rettungsdienst von heute eine sinnvolle Ergänzung darstellen könnten.

Über den Herausgeber

Herausgeber der Reihe ist Prof. Dr. Gerhard Nadler. Er hat an der DHGS - Deutsche Hochschule für Gesundheit & Sport, Berlin, seit Sommersemester 2012 die Professur für „Organisation und Recht des Rettungswesens" inne.

In dieser Reihe werden wissenschaftliche Aufsätze, wissenschaftliche Studien, Abschlussarbeiten von Studierenden und Referate, gehalten auf Symposien, die im engeren oder weiteren Sinne im Kontext mit der Organisation bzw. dem Recht des Rettungswesens stehen, publiziert.

Über den Autor

Christian Schlegel, B.Sc., studierte von 2014 bis 2019 an der Deutschen Hochschule für Gesundheit & Sport, Berlin, am Campus in Unna im Studiengang „Sanitäts- und Rettungsmedizin".

Der Autor ist Notfallsanitäter und als Dozent in der beruflichen Bildung von Rettungs-fachkräften tätig.

Kontaktadresse des Herausgebers:

Email: Prof.Gerhard.Nadler@gmx.net

Briefpost: Postfach 1332, D-82003 Unterhaching

Inhaltsverzeichnis

Abkürzungsverzeichnis

ADAC	Allgemeiner Deutscher Automobil-Club
ASB	Arbeiter-Samariter-Bund Deutschland
BRD	Bundesrepublik Deutschland
DDR	Deutsche Demokratische Republik
DHD	Dringlicher Hausbesuchsdienst
DkHD	Dringlicher kinderärztlicher Hausbesuchsdienst
DMH	Dringliche Medizinische Hilfe
DRF	Deutsche Rettungsflugwacht
DRK	Deutsches Rotes Kreuz
EKG	Elektrokardiogramm
IFA	Internationale Flugambulanz
KPD	Kommunistische Partei Deutschlands
KTW	Krankentransportwagen
NVA	Nationale Volksarmee
RGW	Rat für gegenseitige Wirtschaftshilfe
RTH	Rettungstransporthubschrauber
SAR	Search and Rescue
SBZ	Sowjetische Besatzungszone
SMAD	Sowjetische Militäradministration in Deutschland
SMH	Schnelle Medizinische Hilfe
SPD	Sozialdemokratische Partei Deutschlands
UdSSR	Union der Sozialistischen Sowjetrepubliken
UKW	Ultrakurzwelle

Abbildungsverzeichnis

Tabellenverzeichnis

Abstract

Die vorliegende Arbeit beschäftigt sich mit dem Rettungswesen in der ehemaligen Deutschen Demokratischen Republik (DDR). Ziel war es, das System des Rettungswesens selbst sowie seine Entstehung im Lauf der Zeit detailliert und übersichtlich darzustellen. Als Quellen für diese Literaturarbeit dienten vor allem Bücher und Zeitschriftenbeiträge aus der damaligen Zeit sowie Dokumente auch Archiver, sowohl aus Ost- und Westdeutschland.

Die Deutsche Demokratische Republik bestand zwischen 1949 und 1990. Ihr Gesundheitswesen unterschied s ch von westlichen, da es durch Sozialismus und Planwirtschaft geprägt wurde und komplett staatlich organisiert war. Es kann als sehr effizient bezeichnet werden, jedoch belastete die Finanzierung den Staatsetat sehr. Neben dem großen ambulanten Sektor, u. a. mit Polikliniken und Ambulatorien, war auch der Sektor des Betriebsgesundheitswesens ein wesentlicher Träger. Der Hausarzt war für jeden Bürger bis zuletzt der wichtigste Ansprechpartner und damit ebenfalls ein zentraler Faktor.

Gleichermaßen staatlich gelenkt entwickelte sich das Rettungswesen. Die einzige Organisation, welche die Notfallrettung in der DDR zunächst umsetzte, war das Deutsche Rote Kreuz (DRK) der DDR. Dieses wurde im Juli 1952 gegründet, hauptsächlich, um im Kriegsfalle ausreichend Sanitätskräfte vorhalten zu können. Es entwickelte sich jedoch bald zu einer Massenorganisation, welche neben Katastrophenschutz, Krankentransport und Notfallrettung, auch Gebiete wie Blutspende, Altenpflege, Erste-Hilfe-Ausbildung und Jugendarbeit übernahm. Zudem entstanden unter der Führung des Roten Kreuzes Spezialeinheiten wie Wasser-, Berg- und Grubenrettungsdienst. Zwischen 1945 und 1967 kann das Rettungswesen als sehr einfach bezeichnet werden. Den größten Teil der Arbeit übernahmen freiwillige Gesundheitshelfer, welche im Rahmen des Katastrophenschutzes, aber auch in Betrieben oder sogenannten Unfallhilfsstellen, tätig waren. Ein hauptberuflicher Krankentransport wurde in diesem Zeitraum erst aufgebaut und konnte in Notsituationen gerufen werden. Jedoch waren weder dessen Arbeit und Arbeitsmittel einheitlich vorhanden, noch die Art und Weise, wie man ihn alarmieren konnte. Ab 1960 erfolgte zunehmend der Einsatz von Ärzten auf Krankenwagen.

Im Jahr 1967 wurde die „Dringliche Medizinische Hilfe" (DMH) gegründet und damit eine gewisse Einheitlichkeit angestrebt. Der Notruf 115 wurde etabliert und zunehmend auch technisch ermöglicht. Rettungsfahrzeuge wurden standardisiert und mit einem Arzt, einer Krankenschwester oder einem Krankenpfleger und einem Krankentransporteur besetzt. Sie kamen in lebensbedrohlichen Situationen zum Einsatz. Dem Krankentransport wurden ebenfalls einheitliche Richtlinien auferlegt. Einen ärztlichen Hausbesuchsdienst organisierten jeweils die örtlichen Polikliniken oder Ambulatorien.

Im März 1976 wurde die „Schnelle Medizinische Hilfe" (SMH) gegründet, die finale Form des Rettungswesens der DDR. Sie fungierte als Dachorganisation für bereits vorhandene Strukturen. In Kooperation zwischen DRK der DDR und Gesundheitsministerium entstanden drei SMH-Hauptgruppen: Die „Dringliche Medizinische Hilfe" (DMH), der „Dringliche Hausbesuchsdienst" (DHD) und der Krankentransport. Die professionelle Rettungskette begann in einer arztbesetzten Leitstelle, welche alle Gruppen gemeinsam koordinierte und endete in der Rettungsstelle eines Krankenhauses, welche die Patienten aufnahm. Auf einem Fahrzeug der DMH wurden ein Arzt, ein Mitarbeiter des mittleren medizinischen Dienstes und ein Krankentransporteur eingesetzt, alle individuell ausgebildet, z. T. nach regionalen Bestimmungen des ärztlichen Direktors der SMH. Als einheitliches Fahrzeug wurde der Barkas B1000 genutzt, in verschiedenen Konfigurationen und Weiterentwicklungen, je nach Einsatzzweck · und Zeit. Eine Luftrettung war in der DDR nicht vorhanden, es sind lediglich einige wenige Sekundärflüge mit Militärmaschinen bekannt.

Mit der Wende ab November 1989 ging die DDR in fünf Bundesländer der föderalistischen Bundesrepublik auf - der einheitliche Rettungsdienst ging dadurch verloren. Im September 1990 wurde das Rettungsdienstgesetz der DDR verabschiedet, welches lediglich für eine Übergangszeit - bis zum Inkrafttreten von Rettungsdienstgesetzen der neuen Bundesländer galt. Neue Leistungserbringer fassten schnell Fuß auf dem Gebiet der ehemaligen DDR. Auch wurde zügig eine Luftrettung aufgebaut. Der Rettungsdienst der DDR profitierte von vielen Spenden, u. a. Fahrzeuge, aus dem Westen. Das Personal war gezwungen, eine Ausbildung zum Rettungssanitäter und später Rettungsassistenten zu absolvieren. Sofortige Anerkennungen der alten beruflichen Qualifikationen blieben die Ausnahme.

1. Einleitung

Wenn heutzutage ein Mensch einen Herzinfarkt erleidet, oder bei einem Verkehrsunfall verletzt wird, ist jedem Beistehenden klar, was zu tun ist: den Notruf 112 wählen. Jeder von uns verlässt sich darauf, dass daraufhin eine gut durchdachte Maschinerie in Gang gesetzt wird und binnen weniger Minuten professionelle Hilfe direkt an den Notfallort kommt. In Deutschland handelt es sich dabei um zwei Fahrzeuge, einen Rettungswagen mit zwei Rettungsassistenten/Notfallsanitätern an Bord und ein Notarzteinsatzfahrzeug, welches den Notarzt an die Einsatzstelle bringt. Alle Beteiligten sind speziell für solche Notfälle ausgebildet und führen moderne Technik sowie verschiedenste Medikamente mit. Nach einer Erstbehandlung vor Ort wird der Patient dann schnellstmöglich in eine Klinik transportiert, wo er die weiterführenden Therapien erhält.

Darüber, dass diese Verfahrensweise noch nicht immer so funktionierte, denkt heute niemand mehr nach. Darüber, dass es Zeiten gab, in denen die genannten Notfälle ein Todesurteil bedeuteten, da schlicht keine Transportmöglichkeit zur Verfügung stand. Darüber, dass es zwar Helfer gab, diese aber Stunden benötigten, um überhaupt an die Unglücksstelle zu gelangen. Keiner denkt mehr darüber nach, dass früher die Selbsthilfe und die Hilfe der Bevölkerung untereinander von ungeheurer Wichtigkeit waren.

Durch die Teilung Deutschlands nach dem Zweiten Weltkrieg entstanden zwei verschiedene Rettungswesen. Das durch die sozialistisch ausgerichtete DDR geprägte Rettungswesen im Osten und das durch die kapitalistisch ausgerichtete Bundesrepublik Deutschland geprägte Rettungswesen im Westen. Beide mussten sich von Grund auf entwickeln, schlugen dabei viele gemeinsame Wege, aber auch viele verschiedene ein. Dabei hatten sowohl das West-System als auch das Ost-System ihre Vorzüge bzw. guten Innovationen. Zur Wiedervereinigung Deutschlands um 1990 wurde die DDR von der Bundesrepublik „übernommen" und das Gesundheitssystem der DDR innerhalb weniger Jahre abgelöst bzw. nach West-Vorbild umstrukturiert.

In dieser Arbeit wird das Hauptaugenmerk auf das Rettungswesen in der ehemaligen DDR gelegt - wie es nach dem Zweiten Weltkrieg aufgebaut wurde und wie es sich im Laufe der Jahre zu einer sicheren Notfallversorgung für die Bevölkerung entwickelte.

Zum besseren Verständnis dieser ganz eigenen Welt ist es wichtig, unsere heutige Welt auszublenden. Es gab kein Qualitätsmanagement, keine Industrienormen und keine Computer. Geräte und Fahrzeuge wurden nicht nach dem Abschreibungszeitraum durch neue ersetzt, sondern so lange wie möglich selbst repariert. Mitarbeiter behielten nach ihrer Ausbildung oft ein Leben lang ihre gelernte Tätigkeit bei und übten ihre berufliche Tätigkeit nicht nach „Standard Operating Procedures"[*], sondern nach bestem Wissen und Gewissen aus. Die Bürger konnten, im Gegenteil zu heute, nicht ihre Erste-Hilfe-Kenntnisse sofort nach dem Kurs vergessen, nicht die Hilfeleistung im Notfall auf einen Telefonanruf beschränken und nicht wegen Bagatellfällen einen Rettungswagen rufen.

Diese Arbeit basiert vor allem auf einem Quellenstudium, also dem Studium von einschlägiger Literatur (Bücher, Zeitschriftenbeiträge und Dokumente aus Archiven) aus der Zeit der DDR. Aber auch neuere Literatur und vereinzelt auch andere Medien wurden herangezogen.

Das Literaturverzeichnis wurde im IEEE-Editorial-Stil verfasst. Dieser findet sonst eher in der technischen Forschung Verwendung, gewährleistet jedoch einen sehr guten Lesefluss. Das Verzeichnis ist in der Reihenfolge der Zitation im Text angeordnet und ein Zitat wird mit einer Referenznummer im Text angegeben.

---

[*] Begriff (engl.), welcher feste Verfahrensweisen beschreibt, nach denen Notfallsanitäter zu handeln haben.

2. Die Deutsche Demokratische Republik

Als im Sommer 1945, wenige Monate nach Ende des Zweiten Weltkrieges, auf der Potsdamer Konferenz deutlich wurde, dass die drei westlichen Alliierten andere Vorstellungen für Deutschland hatten als die Sowjetunion, deutete sich bereits an, was die zukünftige DDR prägen sollte. Abgesehen von der Auflösung der kriegswichtigen Industrie forderte die Sowjetunion sehr hohe Reparationszahlungen. Während die westlichen Besatzungszonen ab 1948 durch den Marshall-Plan aus der USA Hilfe beim Wiederaufbau bekamen, erfolgten in der „Sowjetischen Besetzungszone" (SBZ) Industriedemontagen in großem Umfang. Letztlich flossen Werte in Höhe von etwa 14 Milliarden U.S.-Dollar aus dem Osten in die Sowjetunion, was sich später als gravierender Nachteil für die wirtschaftliche Entwicklung der DDR zeigte. Aufgrund von Befehlen der sowjetischen Militäradministration wurden Industriebetriebe enteignet und später zu Volkseigentum erklärt. Auch landwirtschaftlicher Besitz wurde im Rahmen der Bodenreform enteignet. Nachdem aufgrund politischer Differenzen zwischen den westlichen Alliierten und der Sowjetunion eine Separation zwischen der „Trizone", also den drei westlichen Besatzungszonen, und der „SBZ" erfolgt war, begann die „antifaschistisch-demokratische-Umwälzung" seitens der Sowjetunion und die Spaltung Deutschlands war vollbracht.

Mit der Zwangsvereinigung der Kommunistischen Partei Deutschlands (KPD) und der Sozialdemokratischen Partei Deutschlands (SPD) zur Sozialistischen Einheitspartei Deutschlands (SED) im April 1946 in der Sowjetischen Besatzungszone (SBZ) waren alle sozialdemokratischen Aktivitäten nahezu unterbunden.

Spätestens mit der Verkündung des Grundgesetzes der Bundesrepublik Deutschland (BRD) am 23.05.1949 war die Teilung Deutschlands besiegelt. Am 07.10.1949 war, ebenfalls mit Inkrafttreten der Verfassung, die Deutsche Demokratische Republik gegründet worden [1, 880f., 2, 303ff.]. Ziel der sowjetisch kontrollierten Regierung war u. a. der Aufbau des Sozialismus in der DDR. Dabei handelt es sich um „eine Gesellschaftsordnung, in der Kapital und Produktionsmittel […] in Gemeineigentum überführt worden sind. Die Gewinne sollen nicht den privaten Unternehmern […] zufließen, sondern der ganzen Gesellschaft […]" [3, S. 15]. Wie in sozialistischen Ländern üblich, wurde eine Planwirtschaft etabliert. Das genaue Gegenteil einer Marktwirtschaft beschreibt, dass der Staat alle Wirtschaftsabläufe plant, den Betrieben die wesentlichen Kennziffern vorgibt und kontrolliert und somit alle Produktionsfaktoren bestmöglich nutzt [3, S. 14]. Im Herbst 1950 trat die DDR dem Rat für gegenseitige Wirtschaftshilfe (RGW) bei und kooperierte so mit ebenfalls planwirtschaftlich gelenkten Ostblockländern [2, S. 348].

Da sich die DDR von Anfang an einer Fluchtbewegung ihrer Bevölkerung in den Westen gegenüber sah (zwischen 1949 und August 1961 flohen mehr als 2,5 Mio. Menschen) und somit eine wirtschaftliche Katastrophe drohte, beschränkte sie den Reiseverkehr und verstärkte Kontrollen. 1957 wurde der Straftatbestand „Republikflucht" eingeführt und am 13.08.1961 schließlich mit dem Bau einer Mauer begonnen [2, 360f.].

In den folgenden Jahren entwickelte sich die DDR zu einer Diktatur, die sich, geführt von der SED, zum Marxismus-Leninismus bekannte und bis zuletzt in vielen Bereichen von der Sowjetunion abhängig blieb.

Die DDR befand sich auf einer Fläche von 108.179 km² [4], war in 15 Bezirke und ca. 200 Kreise aufgeteilt (es gab mehrere Kreisreformen im Laufe der Zeit) [5]. Zur Gründung wies sie eine Wohnbevölkerung von 18,79 Mio. Menschen auf, 1989 waren es noch 16,43 Mio. [6].

Nach der friedlichen Revolution 1989 und in Folge des Einigungsvertrages vom 31.08.1990 trat die Deutsche Demokratische Republik mit Wirkung vom 03.10.1990 der Bundesrepublik Deutschland bei. Die DDR ging damit völkerrechtlich betrachtet als Staat unter.

2.1 Das Gesundheitssystem

Kurz nach Ende des Zweiten Weltkrieges war die Lebenssituation für die Menschen in ganz Deutschland katastrophal. Armut und Mangelernährung waren vielerorts üblich und allgemeiner Wiederaufbau stand auf der Tagesordnung. In der SBZ waren die Menschen jedoch noch wesentlich härter betroffen als in Westdeutschland, da die Sowjetunion von ihrem Recht auf Reparation sofort Gebrauch machte und mit einer massiven Demontage und Beschlagnahmung begann. In der Folge bildeten Kälte, Mangelernährung und unhygienische Wohnverhältnisse die Grundlage für die Verbreitung von Krankheiten [7, S. 12]. „Vor allem Ruhr, Typhus und Syphilis breiteten sich in einem Maße aus, daß die sowjetische Besatzungsmacht beunruhigte und zu Hilfsmaßnahmen veranlaßte" [7, S. 12]. Die Bekämpfung der Krankheiten und der ursächlichen Zustände war vorerst die Hauptaufgabe des Gesundheitssystems. Dies gelang zunächst mit Medikamenten der Roten Armee, Isolierung und schließlich mit

Pflichtimpfungen der gesamten Bevölkerung [7, S. 13]. Diese Aufgaben übernahm die „Zentralverwaltung für Gesundheitswesen", welche bereits im August 1945 von der Sowjetischen Militäradministration in Deutschland (SMAD) einberufen wurde [8, S. 22].

Wie für Sozialismus und Planwirtschaft typisch ist, entwickelte sich das Gesundheitssystem zu einem staatlich organisierten System. Vorbild war das Krankenversicherungsgesetz, welches Otto von Bismarck 1883 einführte [2, S. 193]. Es wurde jedoch nicht komplett übernommen, sondern mit Merkmalen des sowjetischen Systems vermischt.

In der DDR, wie auch in der Sowjetunion (UdSSR), stellte sich aber zunächst die Frage, ob ein sozialistischer Staat überhaupt eine Sozialpolitik braucht. Schließlich ist der Staat nur darauf ausgerichtet, der Gesellschaft und dem Menschen zu dienen. Eine Sozialpolitik würde diesem Gedanken widersprechen und wäre eher ein Merkmal eines kapitalistischen Staates, welcher seine Bürger ausbeutet und mit ihr Schadensbegrenzung betreiben muss.

Mit der Zeit verstand die Führung aber, dass es in jedem System Menschen gibt, die unverschuldet fremde Hilfe brauchen. Da sie ohne diese Hilfe der Gesellschaft nicht mehr von Nutzen sein können, wurde 1960 begonnen, eine Sozialpolitik zu entwerfen und zu etablieren. Die Sozialpolitik wurde im Verlauf nun nicht mehr nur als „Konsument" von staatlichen Mitteln verstanden, sondern als eigener Wirtschaftsfaktor, der eine Einheit mit der restlichen Wirtschaft bilden kann. Teil davon war das Gesundheitssystem [7, 14f.].

Das Modell der Krankenversicherung wurde vom Deutschen Reich übernommen. Diese wurde in der Bevölkerung zunächst kritisch betrachtet, schließlich gab es finanzielle Abzüge. Jedoch fand sie schnell Akzeptanz und wurde durch das gute Maß an Betreuung als Fortschritt gewertet [8, S. 20]. Es gab zwei Träger der Versicherung: Die „Sozialversicherung der Arbeiter und Angestellten" und die staatliche Versicherung der DDR. Alle Versicherungszweige (Renten-, Kranken- und Unfallversicherung) wurden zentralisiert von diesen Trägern verwaltet. Die Finanzierung lief über Beiträge der Versicherten in Höhe von 10 % des monatlichen Einkommens (beitragspflichtig bis max. 600 Mark) und 12,5 % durch den Betrieb [8, S. 31]. Trotz dieses Systems der Eigenbeteiligung wuchs der Betrag, den der Staat zur Deckung aller Sozialleistungen zuschießen musste, von Jahr zu Jahr. Ein Problem, welches im Laufe der Zeit deutlich zum schlechten finanziellen Zustand der DDR beitrug [7, 18f.]. Auf weitere Details soll an dieser Stelle verzichtet werden.

Ungeachtet der noch im Aufbau befindlichen Sozialversicherung, wurde bereits 1947 mit dem Aufbau einer Infrastruktur für die ambulante Versorgung der Bevölkerung begonnen. Vorbild war hierbei die Sowjetunion. Hauptsächlich sind fünf Einrichtungen zu nennen:

1. Polikliniken: Sie waren die zentrale Einrichtung der ambulanten Versorgung. Es gab eigenständige Polikliniken, an ein Krankenhaus angeschlossene oder an einen Betrieb angeschlossene. Sie mussten vorhalten: Fünf Fachärzte plus Zahnarzt, Röntgen, Labor, Physiotherapie und eine Apotheke. Es war vorgeschrieben, dass bspw. ein produzierender Betrieb mit über 4000 Mitarbeitern eine Poliklinik angegliedert haben muss.

2. Ambulatorien: Sie waren kleinere Einrichtungen mit zwei Fachärzten plus Zahnarzt, Röntgen und Labor und konnten in den selben Formen auftreten wie eine Poliklinik. Sie wurden empfohlen für produzierende Betriebe mit zwischen 2000 und 4000 Mitarbeitern. Eine Sonderform stellte das Landambulatorium dar, welches für eine bessere Versorgung auf dem Land extra Leistungen bot.

3. Staatliche Arzt- und Zahnarztpraxen: Bestehende private Praxen wurden nach und nach verstaatlicht.

4. Arzt- und Schwesternsanitätsstellen: Sie waren an Betriebe angegliedert, je nach Größe und Art des Betriebes mit einem Arzt oder einer Schwester besetzt. Zum Beispiel bedurfte ein produzierender Betrieb mit 200 bis 500 Angestellten einer Schwesternsanitätsstelle mit einem Behandlungs- und einem Warteraum.

5. Gemeindeschwesternstationen: Die Schwester betreute, besonders in ländlichen Gegenden, ca. 1000-1500 Menschen in dem sie den örtlichen Arzt unterstützte und z. B. alte Menschen oder Diabetiker versorgte. Sie war die kleinste Einheit der ambulanten Versorgung.

Laut einer Analyse von KORBANKA war das Gesundheitssystem der DDR geringfügig effizienter als jenes der Bundesrepublik. Trotz weniger umfänglichen Ausgaben für Gesundheit, war die Morbidität der DDR-Bürger geringer als die der Bürger im Westen. Ein Grund hierfür könnte die umfangreiche Prophylaxe sein [8, S. 142]. So wurde bspw. die anfänglich eingeführte Impfplicht bis zum Schluss beibehalten. Auch die enge Vernetzung des Gesundheitswesens mit den Arbeitsplätzen und Schulen könnte dazu beigetragen haben.

Zur Zusammenarbeit von DDR und BRD in Gesundheitsfragen wurde am 25.04.1974 ein Grundlagenvertrag unterzeichnet. Darin wurde geregelt, dass beidseits die Bürger des jeweils anderen Landes kostenlos behandelt werden. Weiterhin sollten bezüglich infektiöser Krankheiten Informationen ausgetauscht werden. Und es wurde geregelt, wie bei einem grenzüberschreitenden Krankentransport zu verfahren sei – in der Regel mit einem Umladen des Patienten an der Grenze, in Ausnahmefällen bestand aber die Möglichkeit eines durchgehenden Transportes in das andere Land [9, 7ff.].

2.2 Das DRK der DDR

Der Ursprung der Rotkreuzbewegung liegt bei Henry Dunant. Dieser 1828 geborene Geschäftsmann [10, S. 15] war zufällig Zeuge der Schlacht von Solferino, südlich des Gardasees, um 1859. Was er erlebte, beschrieb er später als „eines der furchtbarsten Schauspiele, das sich erdenken lässt" [11, S. 33]. In seinem 1862 verschickten Manuskript kritisiert er die tausenden Verwundeten und Sterbenden, die auf dem dortigen Kriegsfeld einfach aufgegeben und liegen gelassen worden sind [11, 27ff.]. Nachdem seine Schrift großen internationalen Anklang fand und er gute Kontakte geknüpft hatte, kam es nach Bildung eines Komitees und der 1. Genfer Konvention am 29.10.1863 zur Veröffentlichung des „Gründungsdokument der internationalen Bewegung des Roten Kreuzes". Es folgte die Errichtung von nationalen Ausschüssen und Sektionen, die sich bereits in Friedenszeiten mit der Versorgung von Kriegsbetroffenen beschäftigten [12, S. 20-33]. Auf eine detaillierte Beschreibung der weiteren Entwicklung soll an dieser Stelle verzichtet werden. Im Zweiten Weltkrieg leistete das DRK einen großen Beitrag in der Verwundeten-Hilfe, der Betreuung der Truppen Gefangenen und der Zivilbevölkerung [12, 91ff.].

Nach Ende des Zweiten Weltkrieges zerbrachen die Strukturen des DRK ebenso wie die staatlichen Strukturen. Zwar arbeiteten die Helfer an der Basis noch weiter jedoch wurden die eigentlichen Hilfsaktionen, wie bspw. die Versorgung der befreiten KZ-Insassen, von ausländischen Rot-Kreuz-Organisationen übernommen. Da das DRK als Nazi-Hilfsorganisation eingestuft wurde, konnten die oberen Strukturen von den Alliierten zunächst nicht erneuert werden. Nur die Basisstrukturen auf unterster Ebene blieben erhalten, um eine Grundversorgung des gebeutelten Landes aufrechtzuerhalten.

Als Erstes wurde im Juli 1945 das Bayrische Rote Kreuz wieder zugelassen (unter Aufsicht durch Militärbehörden [13, S. 380]). In der britischen Zone ließ man die Verbände im Oktober zu, in der französischen Zone erst 1947 [10, 264ff.].

Da kommunistische Staaten dem Internationalen Komitee des Roten Kreuzes generell misstrauisch gegenüber standen [12, S. 101], wurden in der SBZ gar keine Rot-Kreuz-Verbände zugelassen. Deren Aufgaben wurden anderweitig verteilt [10, S. 266] und verbleibender Besitz wurde an die Kommunen übergeben [13, S. 376]. Die Tätigkeiten wurden für den Übergangszeitraum hauptsächlich von der Volkssolidarität, der Gewerkschaft für das Gesundheitswesen und eine kurze Zeit durch das Samariterwerk ausgeführt [13, S. 554].

Nachdem das DRK in den Westzonen im Februar 1950 wieder neu gegründet wurde und die Ost-Führung erkannte, dass man im erneuten Kriegsfalle nicht ohne weitere Sanitätskräfte auskäme, wurde trotz aller Abneigung gegen die Rotkreuzbewegung im Juli 1952 das Rote Kreuz der DDR mit Sitz in Dresden gegründet [10, 280f.]. 1954 wurde es vom Internationalen Komitee anerkannt und in die Liga der Rotkreuz-Gesellschaften aufgenommen [13, S. 570]. Zwei Jahre später wurden die Genfer Konventionen von 1949 durch die DDR unterzeichnet. Unter dem Präsidium und dem Zentralausschuss an der Spitze, gliederte sich das DRK der DDR in bis zu 14 000 Unterorganisationen [14]. Zu den Aufgaben zählte u. a.: Katastrophenschutz, Krankentransport, Rettungsdienst, Sanitätsdienst, Altenpflege, Blutspende, Suchdienst für Vermisste, Erste-Hilfe Ausbildung, Jugendarbeit („AG Junge Sanitäter") und Wasser-, Berg- und Grubenrettungsdienst. Häufig war das DRK der DDR in Kombinaten und Produktionsbetrieben zu finden, wo es hauptsächlich für den Arbeitsschutz sorgte. So sollten Krankenstände niedrig und die Produktivität oben gehalten werden. Es trug im Betrieb aber auch, z. B. durch Wettbewerbe und Veranstaltungen, zur Mitarbeitermotivation bei.

Schon bald galt das Rote Kreuz als Massenorganisation. Das waren Vereinigungen, die einerseits der Wahrnehmung der Interessen der Bürger dienen sollten, andererseits aber auch die Politik der SED in die Gesellschaft hineintragen sollten [10, 281ff.].

1956 waren 218 000 Bürger Mitglied des DRK der DDR, 1985 waren es ca. 650 000. Vielen Menschen gab diese Zugehörigkeit die Möglichkeit, ohne eine SED-Mitgliedschaft ein engagierter Teil der Gesellschaft zu sein [15].

Am 06.10.1990 beschloss die Hauptversammlung des DRK der DDR e.V. dessen eigene Auflösung zum 31.12.1990 und gleichzeitig den Beitritt zum DRK ab 01.01.1991 [13, 648f.].

3. Das Rettungswesen der DDR

Mit dem stetigen Fortschritt in Wissenschaft und Technisierung, besonders in Produktionsstätten, Chemie-Anlagen und auch Verkehrsmitteln, wuchs der Bedarf nach einer zeitnahen medizinischen Hilfe von einer externen Stelle.

Neben der Vorsorge für einen Kriegsfall, musste das System auch auf die vermehrten Verkehrsunfälle und die Toten durch akute Krankheitsbilder reagieren und es wurde begonnen, ein Rettungswesen zu etablieren. Ziel war es, nicht nur zeitnah einen Arzt an den Ort des Geschehens zu bringen, sondern auch den Patienten unter ärztlicher Aufsicht in ein Krankenhaus einzuliefern.

Nach den oben beschriebenen Möglichkeiten der ambulanten Versorgung, folgte als nächstes Glied in der Kette des Gesundheitssystems die Rettungsstelle. Eine Solche war Anlaufpunkt sowohl für professionelle Helfer, die Patienten einlieferten, als auch für private Bürger, welche diese auf jedwede Art erreichten. Heutzutage vergleichbar mit einer Notaufnahme, waren auch die Rettungsstellen der DDR nicht alle gleich ausgestattet. Je nach Größe des Krankenhauses und dessen Aufgabenstellung, war die Rettungsstelle mit mehr oder weniger Equipment, Schwestern und Fachärzten ausgerüstet. So hatte z. B. eine Rettungsstelle einer Universitätsklinik ständig vier Fachärzte zur Verfügung zu halten und weitere Fachrichtungen auf Abruf, während in einem kleineren Kreiskrankenhaus nur ein Allgemeinarzt und eine Schwester ausreichten. Bei fehlenden Krankenhäusern im weiteren Umkreis war auch die Einrichtung einer Rettungsstelle in einer Poliklinik möglich [16, 14f.]. Die Genehmigung einer Rettungsstelle ist hierbei jedoch genau staatlich geregelt und ist nicht jedem Krankenhaus selbst überlassen. So werden bspw. innerstädtisch, in der Nähe zu anderen Krankenhäusern gelegen, strenge Auflagen erteilt, bevor dem Antrag auf Aufbau einer Rettungsstelle zugestimmt wird [17].

Das erste Glied der Rettungskette der DDR war jedoch unabhängig von einem externen Rettungswesen: die Selbsthilfe und gegenseitige Hilfe. Es wurde versucht, möglichst viele Bürger in Erster Hilfe zu schulen, Kinder wurden bereits in der Schule zu „Jungen Sanitätern" ausgebildet und in den Betrieben waren fast flächendeckend ausgebildete DRK-Helfer bzw. anderes medizinisches Personal vor Ort [16, S. 12]. 1960 waren ca. sechs Millionen Bürger in Erster Hilfe ausgebildet, auch weil dies ab diesem Zeitpunkt notwendig für die Erlangung des Führerscheins war [18, S. 6, 19, S. 9]. Sollte darüber hinaus erweiterte Hilfe gebraucht werden, war als nächster

Schritt ein Arzt anzusprechen, der sich bekannterweise in der Nähe aufhielt bzw. zufällig vor Ort war [18, S. 5].

Erst wenn dies nicht möglich war oder nicht ausreichte, wurde das eigentliche Rettungswesen aktiv. Dessen Entwicklung lässt sich in drei markante Zeitabschnitte einteilen und soll in den folgenden Absätzen dargestellt werden.

3.1 Zeitraum 1945 – 1967: DRK der DDR

Kurz nach Gründung des DRK in der DDR bestand dessen Aufgabe im Bereich Rettungswesen hauptsächlich im Katastrophenschutz und in Spezialaufgaben, die im Kapitel „Spezialeinheiten" betrachtet werden. Der Katastrophenschutz, der von der Sowjetunion und der SED insgeheim hauptsächlich für den Kriegsfall aufgebaut wurde, war in der Realität für Unglücksfälle da. Bereits 1953 wurde von Einsätzer berichtet, wie bspw. Unwetterkatastrophen oder einer Explosion im Gaswerk [20, S. 9].

Die größtenteils ehrenamtlich arbeitenden Mitglieder wurden zu sogenannten Gesundheitshelfern ausgebildet und konnten dabei einen Grundlehrgang, Fortbildungslehrgang und Speziallehrgang (je 25 Doppelstunden) absolvieren. Im Nachgang fanden eine ständige Auffrischung des Wissens in kurzen Schulungen und Versammlungen, sowie regelmäßige Einsatzübungen statt [21]. Mitglieder konnten auch bereits ausgebildete Fachkräfte, wie bspw. Krankenschwestern werden.

Die Alarmierung im Einsatzfall erfolgte nach einem klaren Alarmplan. Die korrekte Umsetzung war in den ersten Jahren durch fehlende Technik jedoch noch umständlich. So wird eine „Mund-zu-Mund-Alarmierung" beschrieben, eine Alarmierung durch Volkspolizei und Feuerwehr oder durch die Sirenen der Freiwilligen Feuerwehr [20, S. 9].

Die gleichen Mitglieder wurden auch zur Absicherung von Großveranstaltungen eingesetzt, an deren Rande sie mit einfacher Ausrüstung und auch Krankentransportwagen ausgestattet waren [22]. Die Sanitätshelfer bekamen z. B. eine ihrem Ausbildungsstand entsprechende Tasche. „Sanitätstasche B" enthielt unter anderem auch Medikamente, die nach besonderer ärztlicher Anordnung verabreicht werden durften[23]. Zur Veranschaulichung der Stellung des Gesundheitshelfers in der Hierarchie des Gesundheitswesens dient Abbildung 1.

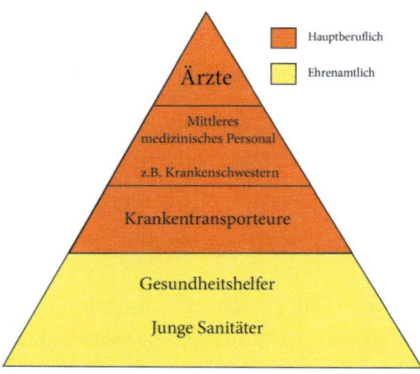

Abbildung 1: Die Position des Gesundheitshelfers in der Hierarchie des Gesundheitswesens

Neben der Gründung von Sanitätsbereitschaften zu oben beschriebenem Zweck, wurden auch Unfallhilfsstellen des DRK der DDR eingerichtet. Diese wurden in der Regel vom selben Personal betrieben und waren nicht durchgehend besetzt. In der Praxis musste die Bevölkerung bei einem Notfall also wissen, wo sich die Hilfsstelle befindet, wie deren Öffnungszeiten sind und musste sich dann dahin begeben und den Notfall melden. Der Aufbau solcher Unfallhilfsstellen geschah auf Initiative der jeweiligen Ortsvereine und wurde nicht zentral angestoßen und gesteuert [24]. Auf gleichem Wege wurden Unfallmeldestellen eingerichtet. Diese dienten der Aufnahme der Information über einen Notfall und sollten die entsprechende Unfallhilfsstelle alarmieren. In der Regel wurden hierfür bereits existente Einrichtungen genutzt, wie z. B. Arztpraxen, die im besten Fall schon ein Telefon besaßen [25]. Unfallhilfsstellen entwickelten sich im Laufe der Zeit zu multifunktionalen Medizinischen Einrichtungen. Abhängig von deren Lage und dem Aufbau der ambulanten Gesundheitsversorgung im Umkreis, wurden Leistungen eingerichtet wie: Wöchentliche Arzt-Sprechstunden, Mütterberatung, Impfungen und Schuluntersuchungen [26].

„Als Stützpunkte der Rot-Kreuz-Arbeit konnten bis zum 30. Juni 1954 1700 Unfallhilfsstellen und etwa 6700 Unfallmeldestellen errichtet werden; dazu [kamen] zahlreiche motorisierte Unfallhilfsstellen, ein Ambulanz- und Röntgenzug mit Schirmbildgerät, Transportfahrzeuge [...]. Die Übernahme des Krankentransportes durch das Deutsche Rote Kreuz trug wesentlich dazu bei, die Möglichkeiten der Rot-Kreuz-Hilfe zu verstärken" [27].

Der Krankentransport war im betreffenden Zeitraum das, was heutzutage als das eigentliche Rettungswesen angesehen werden würde. In der Krankentransportordnung von 1959 wird er wie folgt beschrieben: „Der Begriff ‚Krankentransport' umfaßt alle Transporte verletzter oder kranker Personen mit einem Kraftfahrzeug in Begleitung eines Beauftragten des Deutschen Roten Kreuzes zu einer stationären oder ambulanten medizinischen Behandlungsstelle sowie die Abholung aus einer solchen, wenn die verletzten oder kranken Personen nicht gehfähig sind. Es umfaßt ferner Krankentransporte mit öffentlichen Verkehrsmitteln zu und von einer medizinschen Behandlungsstelle, sofern ein Beauftragter des Deutschen Roten Kreuzes zur Begleitung eingesetzt ist" [19, S 2].

Der Krankentransport lässt sich jedoch nicht einheitlich beschreiben. Die Entwicklung hing stark von der Region, vorhandenen Mitteln und dem Engagement der Bürger ab. Eine erste einheitliche Krankentransportordnung trat erst Juli 1954 in Kraft und wurde dann nach und nach umgesetzt. So werden Situationen beschrieben, in denen Krankentransporteure in kompletter Eigenleistung einen neuen Krankenwagen aus zwei ausgeschlachteten Fahrzeugen aufbauten. Oder ein Unfallmeldesystem, dass nur über den Bahnwärter funktionierte. Dieser hatte als einer der Wenigen ein Telefon, nahm im Ernstfall die Information über einen Notfall auf, befestigte daraufhin eine Flagge an seinem Haus und die Krankenwagen hielten im Vorbeifahren Ausschau nach dieser. Auf diese Weise konnten im schlimmsten Fall mehrere Stunden vergehen, bis der Krankenwagen überhaupt von einem Einsatz erfuhr [28].

Die Situation im Krankentransport hing aber auch von der jeweiligen Organisation ab, von der das DRK der DDR diesen übernommen hatte. Die Übernahme geschah in den Jahren 1952 und 1953 [18, S. 6], wie bereits beschrieben von der Volkssolidarität und den Gewerkschaften. Bahnhofsmissionen und Katastrophenschutz waren teilweise noch bis 1956 in der Hand der Volkssolidarität [29, S. 14].

Als Beispiel sei Halle (Saale) genannt: Hier wurde nach Auflösung des DRK 1945 sämtliches Vermögen eingezogen und dem Gesundheitsamt übergeben. Existierende Dienststellen der Sanitäts- und Krankentransporteinheiten wurden umbenannt in „Kranken- und Umsiedlerbetreuung" und führten weiterhin Krankentransporte durch. Arbeitgeber war die Provinzialregierung und die Krankentransporteure waren hauptamtlich Beschäftigte mit Kenntnissen in Erster Hilfe, die sie in den Sanitätskolonnen des Zweiten Weltkriegs erworben hatten. Deren Ausbildung konzentrierte sich zunächst mehr auf die Instandhaltung von Kraftfahrzeugen, da sich die vorhandenen Krankenwagen in sehr schlechtem Zustand befanden [30, 33ff.]. Erst nach Übernahme durch das DRK der DDR wurde 1954 ein Rahmenaufgabenplan aufgestellt, in dem die medizinische Qualifizierung der hauptamtlichen Mitarbeiter geregelt wurde und nach dem auch die Krankentransporteure eine erneute Erste Hilfe Schulung besuchen mussten [31]. Fünf Jahre später wurde vom Rotkreuz Präsidium ein Schulungsprogramm für Krankentransporteure vorgestellt. Da jeder von ihnen Mitglied im DRK der DDR und als Gesundheitshelfer ausgebildet war, baute die Ausbildung auf diesem auf und war gleichzeitig Zulassungsvoraussetzung. Die Ausbildung gliederte sich in: 176 Stunden medizinisches Wissen, 60 Stunden Hygiene und Desinfektion, 30 Stunden Reanimation, 192 Stunden Pflegepraktikum und 92 Stunden Verwaltungs- und Kfz-Ausbildung. Sie wurde mit einer Prüfung durch einen Arzt abgeschlossen und zur Ausübung wurde eine Fahrerlaubnis sowie ein Personenbeförderungsschein benötigt [30, 44ff.].

Der Krankentransport war erreichbar, wie oben beschrieben abhängig von der aktuellen Entwicklung, per Telefon. Es wurde die Etablierung einer einheitlichen Notrufnummer, der 115, angestrebt, diese konnte zunächst aber nur von wenigen Bürgern genutzt werden. In der Regel bestand ein Kontakt zwischen der Zentrale des für Ort oder Kreis zuständigen Krankentransports und medizinischen Einrichtungen. Nach einer ärztlichen Anordnung konnten Transporte in verschiedenen Dringlichkeitsstufen angefordert werden (siehe Tabelle 1) [19, 4f.].

Die Krankentransportordnung regelte weiterhin u. a., dass Patienten unter Alkoholeinfluss den Transport selbst zahlen mussten, das Verhalten bei Sterbefällen im Krankentransportwagen (KTW), das Führen eines Bettennachweises der Kliniken und die Schweigepflicht [19, S. 5].

Als Krankenwagen wurden die Fahrzeugtypen Robur, Barkas und EMW (BMW) in insgesamt sechs verschiedenen Ausführungen eingesetzt. Unterschiede bestanden hauptsächlich in Anzahl der Tragen und Stühle im Fahrzeug. Als Standard-KTW sollte nach und nach der „Barkas B 1000" etabliert werden. Er besaß zwei Krankentragen und drei Sitze. Andere Fahrzeugtypen wurde vereinzelt für spezielle Zwecke behalten, z. B. der weitaus größere Robur zum Transport von mehreren Gesundheitshelfern oder Fahrzeuge mit Allradantrieb für den Katastropheneinsatz [19, 5f.]. Bereits seit 1953 wurde zur Ressourcenschonung die sogenannte „100 000er Bewegung" ins Leben gerufen, bei der die beiden Krankentransporteure, welche sich ein Fahrzeug teilten, eine Prämie bekamen, wenn sie 100.000 km ohne Unfall fuhren. Solche Prämien-Aktionen werden bis zum Ende der DDR beschrieben, so z. B. zum Sparen von Diesel und Verschleißteilen [32].

Dringlichkeits-stufe	Begründung	Beispiele	Ärztliche Anordnung	Zeit zur Bearbeitung
I	Unmittelbare Lebens-gefahr; Infektionen	Entbindungen, Frühgeburten	Ist notwendig	KTW muss in der Klinik innerhalb vor 10 min abgefertigt werden
II	Gesundheitszustand erfordert Verbringung am gleichen Tag	Ambulante Behandlung, Einweisungen, Entlassungen, Transport wegen Alkohol-einfluss	Ist notwendig	Innerhalb vor 12 h kommt KTW vor Ort
Soforteinsatz	Unglücksfälle / Krankheitszustände mit lebensbedrohli-chem Charakter	Verkehrsunfall, Herzinfarkt	Nicht notwendig	So schnell wie möglich

Tabelle 1: Die Dringlichkeitsstufen des Krankentransports laut 1. KT-Ordnung

Die Ausstattung der Fahrzeuge entwickelte sich im beschriebenen Zeitraum stets weiter und kann nicht einheitlich beschrieben werden. Geprägt von Lieferengpässer, war es nicht immer möglich, die Beladung nach Wunsch zu gestalten. Besonders in den Anfangsjahren wurde genutzt was vorhanden war und die Beladung hing stark vom einzelnen Engagement ab. Zum Standard gehörten neben Spaten und Bel auch Bettwäsche, Verbandsmaterial, Schienen und Desinfektionsmittel. Da die Fahrzeuge zwar mit einem Roten Kreuz kenntlich gemacht waren, aber noch kein Blaulicht besaßen, wurde die Einsatzfahrt mit einer Fahne angezeigt, die der Fahrer an der Seite des Fahrzeugs befestigte. Zum Ende der 1950er Jahre und Anfang der 1960er wurde die Ausrüstung teilweise umfangreicher. Es wurden Fußabsaugpumpen, ein „Mund-zu-Mund-Beatmungsgerät", mehr Verbandsmittel und ein Arzthilfekoffer verladen. Vereinzelt wurden Fahrzeuge bereits mit Blaulicht ausgestattet. Ziel war es, pro Kreis zwei dieser verbesserten Krankenwagen für die Soforteinsätze vorzu-halten [19, S. 6]. Abhängig vor der Region wurde zunehmend ein Ultrakurzwellen-Funknetz etabliert, welches die Kommunikation zwischen KTW und Zentrale erheb-lich erleichterte und die Fahrten effektiver und effizienter gestaltete.

Arzthilfekoffer wurden deshalb benötigt, da ab 1960 zunehmend der Einsatz von Ärzten auf den Rettungsmitteln erfolgte. Nachdem bereits 1953 ein ärztlicher Nacht-und Sonntagsdienst in einem Großteil der ambulanten Versorgung eingerichtet wurde, war dies der nächste Schritt der Verbesserung der Notfallhilfe. In den einzelnen Kreisen geschah dies in der Regel durch die Initiative engagierter Ärzte [18, S. 6]. Als Beispiel sei Magdeburg genannt: Hier wurde 1960 der erste „Schnelle Hilfe-Wagen" der DDR in Dienst gestellt. Dieser war ein Feuerwehr-Fahrzeug (die Berufs-feuerwehren hielten in allen Großstädten auch Krankenwagen vor) und war primär für die Hilfe bei Verkehrsunfällen geplant, wurde später aber auch für andere Notfälle eingesetzt. Er wurde von Personal der Feuerwehr und je einem Chirurgen oder Anästhesisten besetzt und war an der Klinik stationiert, in der besagte Ärzte arbeite-ten. Jede fünfte Fahrt wurde jedoch auch hier noch ohne Arzt durchgeführt, da zum Einsatzzeitpunkt keiner zur Verfügung stand [33, S. 3].

3.2 Zeitraum 1967 – 1976: Die DMH

Da sich die Zahl der Unglücksfälle, z. B. in Fabriken, Verkehrsunfälle und vor allem auch der Herz-Kreislauf-Erkrankungen erhöhte, wie für ein industrialisiertes Land nicht unüblich, mussten weitere Verbesserungen im Gesundheitssystem geschaffen werden. Zum einen wurde die Breitenausbildung von Laien in Erster Hilfe ausgewei-tet und verbessert. Zum anderen musste aber auch die „Dringliche Medizinische Hilfe und Intensivtherapie" professionalisiert werden, um die am Unfallort geleistete Hilfe auch bis zur Intensivstation patientenorientiert weiterführen zu können.

Für den klinischen Teil wurden vom Gesundheitsministerium am 05.05.1969 „Emp-fehlungen für die Planung in der Intensivtherapie" herausgegeben [19, 9f.]. Die Anweisung Nr. 1 über die „Dringliche Medizinische Hilfe" wurde bereits zwei Jahre früher, am 17.07.1967, beschlossen. Deren Richtlinien werden im Folgenden be-schrieben.

Im Jahr vor Erlass der Anweisung über die DMH wurden bei der derzeitigen Verfah-rensweise im Rettungswesen einige Probleme festgestellt. Hauptgrund dafür war die fehlende Einheitlichkeit. So hatten Bürger keinen einheitlichen Anlaufpunkt bei Notfällen. Die Zentrale des DRK war nicht überall unter dem Notruf 115 erreichbar, teilweise mussten die Amtsnummern bekannt sein. Auch bestanden Diskrepanzen zwischen dem Hausbesuchsdienst, der von Arztpraxen oder Polikliniken durchge-führt wurde und dem DRK. Es kam hierbei zu „Doppelalarmierungen" oder falschen Anforderungen, bspw. Bestellung eines Hausbesuchs bei einem dringenden medizi-nischen Notfall, der einen schnellen Transport gebraucht hätte. Fehlentscheidungen fanden auch in der Zentrale des DRK statt, da die Mitarbeiter nicht ausreichend geschult waren und keine Möglichkeit zur Nachfrage bei einem Arzt hatten. Weiterhin waren nach wie vor nicht genügend Ärzte zum Dienst im Rettungswesen bereit und

es mussten viele dringende Transporte alleine durch Krankentransporteure durchgeführt werden. Und auch nach ca. 15 Jahren seit Übernahme des Krankentransportes
durch das DRK der DDR waren die eingesetzten Fahrzeuge nicht einheitlich [18, S.
6-8].

Eines der obersten Ziele in Anweisung Nr. 1 war die Vervollständigung eines einheitlichen Notrufs. Die qualifizierte medizinische Hilfe sollte unter der Nummer 115
erreichbar sein, aber auch unter der 110 (Polizei) und 112 (Feuerwehr). Kreise, in
denen dieses Prinzip noch nicht funktionierte, waren nun verpflichtet, es einzurichten.

Zum Einsatz kommen sollte dann ein standardisiertes Fahrzeug, mit qualifiziertem
Personal und einer standardisierten Ausrüstung. Die Übergabe des Patienter sollte
nach dem Transport in einer Rettungsstelle oder Intensivstation stattfinden.

Einsatzgrund für die DMH waren lebensbedrohliche Situationen, welche einen
sofortigen Transport benötigten und keine Zeit hatten, auf einen KTW oder den
Hausbesuchsdienst zu warten, zum Beispiel also Verkehrsunfälle oder Herzinfarkte.
Zu betrachten ist dies jedoch unter der damaligen Ansicht der Bezeichnung „lebens-
bedrohlich". Zwar belegen Dokumente, dass bereits früher Kritik an der inflationären
Nutzung dieser Bezeichnung geübt wurde, bspw. von Ärzten, die einen Transport
beschleunigen wollten. Jedoch ist auch immer wieder ersichtlich, dass z. B. Trauma-
ta, die heute unverzüglich abtransportiert werden müssen, wie bspw. eine Ober-
schenkelhalsfraktur, damals eben nicht sofort von der DMH abgeholt wurden, sondern zu gegebener Zeit von einem KTW.

Mit der konkreten Umsetzung der Richtlinien wurde in den Ballungsräumen, z. B.
Berlin oder Leipzig, begonnen, da die Strukturen dort im Wesentlichen bereits
funktionierten. Bezirke und Kreise mit weniger Einwohnern setzten diese nach und
nach um und konnten, so der Plan, von etwaigen Fehlplanungen noch profitieren.

Als Besatzung eines DMH-Fahrzeugs war gefordert: Ein erfahrener Arzt, ein Angehö-
riger der mittleren medizinischen Berufe (i.d.R. Krankenschwestern) und ein Krankentransporteur. Nur in absoluten Ausnahmefällen sollte anstatt einer Krankenschwester noch ein zweiter Krankentransporteur am Transport teilnehmen. Ein
„DMH-Arzt" musste folgende Minimalvoraussetzungen erfüllen: Erkennen einer
lebensbedrohlichen Situation, Beatmung mit und ohne Hilfsmittel, Absaugung,
Reanimation, Übung in intravenösen Zugängen, Grundkenntnisse in Geburtshilfe,
HNO- und Augenverletzungen Diese Fähigkeiten konnten in Kursen gefestigt und
trainiert werden, waren jedoch nicht verpflichtend. Letztlich entschied der Kreisarzt

über die Eignung der einzelnen Ärzte. Da Arzt und Krankenschwester ausschließlich von den Krankenhäusern und Polikliniken gestellt wurden, war ein standortnahes Abstellen des Krankenwagens Voraussetzung. Bei kurzer Entfernung holte der Krankentransporteur im Einsatzfall das Klinikpersonal an der Klinik ab. Sollte eine Unterbringung in der Nähe nicht möglich sein, musste die Klinik einen PKW mit Sprechfunk organisieren, mit dem Arzt und Schwester eigenständig zur Einsatzstelle gelangen konnten. Die Klinik war ebenfalls dafür verantwortlich, das Personal 24 Stunden am Tag bereitzuhalten.

Der Krankentransporteur musste, neben seiner zuvor beschriebenen Ausbildung, einen zusätzlichen Kurs zur Beherrschung lebensbedrohlicher Zustände absolvieren, über dessen konkreten Umfang der Autor jedoch keine Belege sichern konnte. Es wird an dieser Stelle aus dem Kontext geschlussfolgert, dass der Umfang tatsächlich nicht feststand und jeder Kreisarzt selbst für die Schulungen verantwortlich war.

Als zu nutzenden Krankenwagen wurde der „Barkas Typ B 1000" festgesetzt, in der nun sogenannten Ausführung „Standard III". Um die Beschaffung kümmerte sich das DRK der DDR [18, 10f., 34, S. 17]. Zur Ausrüstung gehörten nun standardisiert, zusätzlich zu der oben beschriebenen, Blaulicht und Martinshorn, Beatmungsgerät, Infusionen und Zubehör und ein Brett, heute bekannt als Spineboard, zur Lagerung von Wirbelsäulenverletzten. Optional ein transportables EKG-Gerät, einen Defibrilla-tor, kleines chirurgisches Besteck und ein tragbares Lachgasnarkosegerät. Optional deshalb, da diese Ausrüstung ein knappes Gut darstellte und aus diesem Grund nur bei Bedarf vom Arzt aus der Klinik mitgenommen wurde [19, S. 7].

Da das Verbauen von Ultrakurzwellen-Sprechfunk (UKW) in der Literatur nicht mehr erwähnt wird, ist davon auszugehen, dass dieser zum Berichtszeitraum bereits flächendeckend funktionierte. Für das Beispiel Berlin wird er als über das Stadtgebiet hinaus reichend beschrieben, die Zentrale nutzte hierbei eine moderne Selektivrufan-lage [19, S. 8].

Wie lange die Etablierung von tatsächlich einheitlichen Fahrzeugen im gesamten Gebiet der DDR schließlich dauerte, veranschaulicht Abbildung 2. Die Situation zeigt, dass noch lange Zeit mit anderen Fahrzeugtypen bzw. Ausstattungen Notfallrettung betrieben wurde und versinnbildlicht die Mangelwirtschaft der DDR.

1974 betrug der Anteil der DMH-Wagen an allen Krankenwagen in der gesamten DDR durchschnittlich 11,8 % [18, S. 7].

Die Einsätze von Krankentransport und Notfallrettung wurden von der Telefonzentrale, oder auch Dispatcherzentrale genannt, des DRK der DDR gesteuert. Am Beispiel Berlin wird eine moderne Anlage beschrieben, welche mit optischen und akustischen Mitteln die Verwaltung der einzelnen Fahrzeuge, deren Standorte und Funktion vereinfacht. Seit 01.09.1969 mussten Kliniken täglich die Anzahl ihrer Bettenkapazitäten an die Zentrale melden. Diese nutzte diese Informationen zur besseren Koordinierung der Patienten.

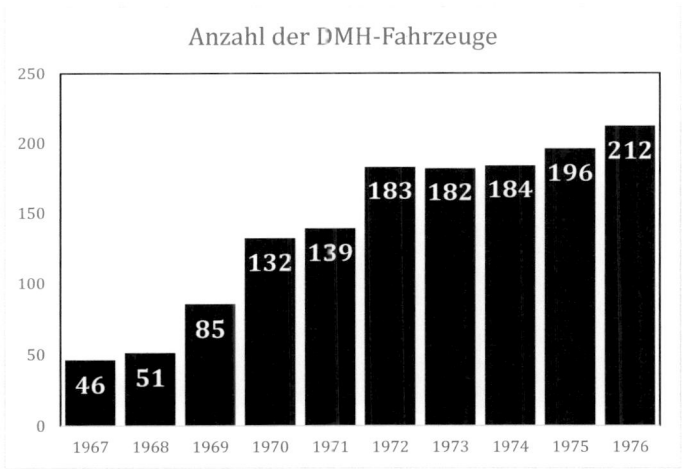

Abbildung 2: Entwicklung der Zahl der DMH-Fahrzeuge in der DDR 1967 bis 1976; entsprechend: Döhler, et al., Schnelle Medizinische Hilfe in der DDR: Dokumente, 1. Aufl. Dresden, 1977, S. 6

Weiterhin konnten die Dispatcher die Anrufer an den Hausbesuchsdienst der ambulanten Einrichtungen vermitteln. Sie waren informiert über dessen Dienstzeiten und Bereitschaften. Ihre Tätigkeit bestand jedoch ausdrücklich nicht im Organisieren der Hausbesuche, sondern nur im Weiterleiten [19, 8,11]. Jedoch kam es vor, dass in vereinzelten Kreisen die ambulanten Einrichtungen selbst PKW für den Hausbesuchsdienst anschafften, welche dann mit UKW-Sprechfunk ausgerüstet wurden. Hausbesuche wurden in diesen Fällen von einer Schwester in der Einrichtung entgegengenommen, koordiniert und per Telefon an die DRK-Dispatcherzentrale gegeben. Diese konnte per Funk Kontakt zum Arzt im PKW aufnehmen. Dieses Verfahren brachte mehrere Vorteile mit sich: Weniger Fahrstrecke für den Arzt; für den Fall eines benötigten Krankentransportes war eine unmittelbare Anforderung möglich und z. B. bei Verkehrsunfällen konnte der Arzt selbst Unterstützung leisten, da er auf dem Funkkanal alle Einsätze mithörte [19, 16f.].

Am Beispiel Leipzig (1974 - 570.972 Einwohner [35]) wird dieses System seit 1973 beschrieben. Bürger konnten Hausbesuche bei allen ambulanten Einrichtungen anmelden (am Wochenende bei ausgewählten) und „Funk-PKW" kamen vor Ort. Eine Unterstützung der DMH hierbei wird als selten möglich beschrieben. 1974 standen in Leipzig 4359 DMH Einsätze 420.820 Hausbesuchen gegenüber. Es wurden lange Wartezeiten und fehlende Koordinierung/Organisation bemängelt [36].

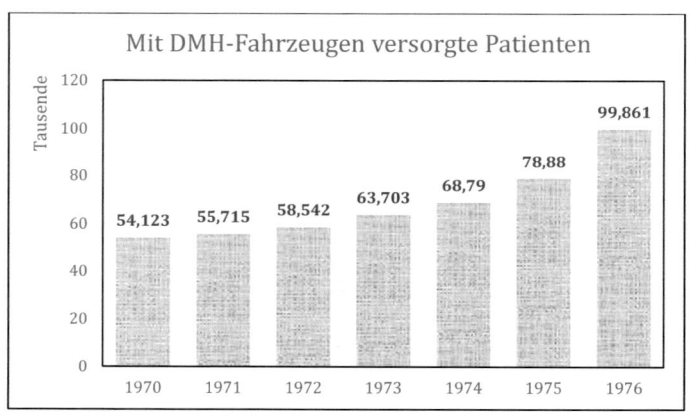

Abbildung 3: Entwicklung der Leistungen der DMH 1970 bis 1976 (Zahl der Patienten); entsprechend: Döhler, et al., Schnelle Medizinische Hilfe in der DDR: Dokumente, 1. Aufl. Dresden, 1977, S. 8

Abbildung 3 zeigt die Entwicklung der von DMH-Fahrzeugen transportierten Patienten in der DDR zwischen 1970 und 1976. Der allgemeine Anstieg lässt sich zu einem Bruchteil durch die steigende Industrialisierung und das erhöhte Verkehrsaufkommen erklären. Jedoch zum wesentlich größeren Teil durch die schlichte Tatsache der weiteren Etablierung des DMH-Systems, der Anschaffung von mehr Fahrzeugen und die verbesserte Bekanntheit des Systems in der Bevölkerung. Der sprunghafte Anstieg in 1976 verdeutlicht bereits den Übergang ins System der SMH, siehe dazu Kapitel 3.3.

3.3 Zeitraum 1976 – 1990: Die SMH

Bereits 1974 wurde der Grundstein für die Gründung der SMH gelegt. Auf der 15. Konferenz der Gesundheitsminister aller RGW-Staaten im Juni wurde über die Notfallmedizin beratschlagt. In allen Ländern waren Probleme in diesem Sachgebiet bekannt, in weniger weit entwickelten Ländern als der DDR noch weit größere, als die oben beschriebenen.

Durch die Erfahrungen mit dem DMH-System konnte die DDR wichtige Einflüsse einbringen und so wurden mehrere Empfehlungen und Definitionen verabschiedet.

DDR-intern wurde 1975 dann in Kooperation zwischen DRK der DDR und dem Gesundheitsministerium weiter analysiert, wie das Rettungswesen verbessert und stabilisiert werden könnte.

Mit der Anweisung Nr. 1 vom 09.03.1976 wurde schließlich die „Schnelle Medizinische Hilfe" gegründet und zunächst in 12 Kreisen aufgebaut.

„Ziel des Auf- und Ausbaus des Systems der SMH [war] es, die Leistungsfähigkeit und die Zuverlässigkeit des sozialistischen Gesundheitswesens so zu erhöhen, das jedem Bürger zu jeder Zeit und an jedem Ort schnell notwendige medizinische Hilfe gewährt werden [konnte]" [33, S. 17].

1980 waren 60 % der Bevölkerung der DDR vollständig und vor allem einheitlich durch die SMH betreut, bei den restlichen 40 % bestanden noch verschiedene Lücken bzw. Ungleichheiten [7, S. 72]. „Mit Stand vom 31.12.1985 [hatten] ca. 14 Millionen Bürger [(ca. 84 %)] in 132 Kreisen über 137 Leitstellen der SMH unmittelbaren Zugang zur mobilen prähospitalen Notfallbetreuung [6, 37, S. 1].

Dieses System blieb bis zum September 1990 erhalten.

3.3.1 Aufbau und Arbeitsweise

Die SMH wurde als Dachorganisation geplant, welche neue und bereits vorhandene Strukturen vereint. Sie war eine Kooperation zwischen DRK der DDR und dem Ministerium für Gesundheits- und Sozialwesen. D. h., das DRK stellte die Fahrzeuge, die Medizintechnik und die Krankentransporteure zur Verfügung. Das Gesundheitswesen stellte den Arzt und das mittlere medizinische Personal. In der Theorie blieben DRK der DDR und SMH (Gesundheitswesen) also getrennte Organisationen, welche aber eng zusammenarbeiteten und in der Praxis nur als SMH bezeichnet wurden.

Die in der DDR bekannte Rettungskette veränderte sich zunächst nur wenig: Sie begann mit der Selbst- und gegenseitigen Hilfe am Unfallort durch gut geschulte Ersthelfer; es folgte erste medizinische Hilfe durch geschulte DRK-Helfer; ggf. ist ein Krankentransport ausreichend und wird angefordert; erste ärztliche Hilfe durch einen Arzt aus der Umgebung; schließlich ärztlich betreute Hilfe und Transport durch eine Gruppe der SMH; und am Ende die Aufnahme in einer Rettungsstelle, Intensivstation oder ambulante Weiterbehandlung. Wichtigste Änderung hierbei ist die Formulierung „Gruppe der SMH", was in diesem Fall mehreres bedeuten kann.

In einer zweiten Anweisung des Gesundheitsministers im Juni 1979 wurden die Aufgaben der SMH noch einmal konkret festgeschrieben: Jeder Bürger, soll zu jeder Zeit, an jedem Ort notwendige medizinische Hilfe bekommen. Die einzelnen Aufgaben, die eingesetzten Mittel der SMH, wie und wann diese half, sind in Tabelle 2 dargestellt [16, 12f.]. Die Einsatzindikationen für die DMH wurden noch präzisiert. Sie wurde geschickt bei: „akuter Lebensgefahr, die ohne medizinische Hilfe zum tödlichen Ausgang führen kann; Gefahr einer bleibenden Gesundheitsschädigung; erforderlicher schneller Schmerzlinderung; Verhaltensstörungen, die im Interesse des Betroffenen oder anderer Bürger dringend ärztliche Maßnahmen erfordern" [16, S. 13].

Situation	Gruppe der SMH	Art der Hilfe	Wann
Akut, lebensbedroh-lich erkrankte oder verletzte Bürger	DMH (Arzt, Schwester, Krankentransporteur)	Schnelle Hilfe am Ereignisort und Transport in eine Rettungsstelle unter ärztlicher Überwa-chung	Sofort
Dringliche Verlegun-gen aus medizini-schen Einrichtungen	SMH-Fahrzeug mit ärztlicher Besetzung (i.d.R. von der verlegen-den Einrichtung)	Verlegungsfahrt	Sofort
Unvorhersehbare Ereignisse, Kata-strophen, Havarien	SMH-Fahrzeuge, DRK-Helfer	Abhängig vom Ereig-nis, z. B. Betreuung oder Transport	So schnell wie möglich
Organ- und Blut-transporte, Transporte von Spezialisten	SMH-Fahrzeug (PKW), mit Kranker-transporteur	Schnelle Fahrt	Sofort, mit geringer Vorlaufzeit
Frühgeborene	KTW mit Aufnahme eines Kinderarztes	Verlegung in Spezial-klinik mit Inkubator	Sofort, mit geringer Vorlaufzeit
DHD	Arzt mit Krankentrans-porteur, in PKW oder KTW der SMH	Ärztlicher Hausbesuch, Hilfe bei weniger akuten Notfällen	Ca. innerhalb von zwei Stunden
Dringlicher kinder-ärztlicher Hausbe-such (DkHD)	Kinderarzt mit Kranken-transporteur, in PKW der SMH	Ärztlicher Hausbesuch für Kinder bis 3 Jahren	Ca. innerhalb von zwei Stunden
Krankentransport	KTW, besetzt mit 1-2 Krankentransporteuren	Geplante Fahrten, Einweisungen, nicht dringliche Notfälle	Zum Termin bzw. im Laufe des Tages
Patientenaufnahme	Rettungsstelle (Strukturelement der SMH, ist aber eigen-ständig an medizinische Einrichtungen ange-schlossen)	Triage, Behandlung, Aufnahme oder Entlassung	Sofort bei Eintreffen des Patien-ten (ob selbst oder durch SMH vorstellig)

Tabelle 2: Die Aufgaben der SMH [16, S. 13]

Zur Einsatzaufnahme, Beurteilung und Koordination der Einsatzmittel stand an der Spitze des SMH-Systems die Leitstelle-SMH. Ein Dispatcher nahm Anrufe über die Notrufnummer 115 und weitere Telefonnummern entgegen. Die ankommenden Anrufe wurden nach Dringlichkeit sortiert, d. h. zunächst wurde abgewogen, ob ein DMH-Einsatz notwendig war. War dies nicht der Fall, wurde das Entsenden einer

DHD-Gruppe abgewogen oder, für bspw. leichtverletzte Patienten, ein Krankentransport aufgenommen. War für all das keine Indikation gegeben, wurde an die diensthabenden ambulanten Einrichtungen verwiesen. Neu im SMH-System war hierbei, neben Standards in der Abfrage, dass der Dispatcher zu jeder Zeit einen erfahrenen Arzt zu Rate ziehen konnte, sollte er sich in medizinischen Fragen unsicher bei der Beurteilung gewesen sein. Dieser Arzt hatte für 24 Stunden Dienst und musste sich rund um die Uhr im Gebäude der Leitstelle aufhalten. Ein weiterer entscheidender Vorteil war, dass am Telefon ärztliche Ratschläge erteilt werden konnten, ohne einen Helfer zum Patienten zu entsenden.

Die Dispatcher koordinierten sämtliche SMH-Gruppen, auch die Hausbesuchsdienste. Dies stellte eine Neuerung dar und war die Reaktion auf die in Kapitel 3.2 beschriebenen Probleme bei der Verteilung auf mehrere verschiedene Stellen [16, 13f.].

Zur Annahme jedes Einsatzes hatte der Dispatcher den Anforderungsschein auszufüllen, auf welchem die Patientendaten, Notfallort und -grund, Ziel des Transports und eine Dringlichkeitsstufe notiert wurden. Auch sämtliche Zeiten, von Anrufannahme bis Rückkehr des Fahrzeugs, wurden protokolliert und später ausgewertet.

Des Weiteren gehörte zur Aufgabe der Leitstelle das Führen eines Bettennachweises der Kliniken und die Vorinformation der Rettungsstellen, über anfahrende Patienten (nach Weisung des Arztes im Fahrzeug über Funk). Auch bestand immer eine Verbindung zu Feuerwehr und Volkspolizei [18, S. 10].

Die Stützpunkte, heute Rettungswachen genannt, des DRK befanden sich oft im gleichen Gebäude wie die Leitstelle. War dies aus territorialen und damit in der Folge die Hilfsfristen betreffenden Gründen nicht ausreichend, wurden Außenstützpunkte meist an medizinischen Einrichtungen eingerichtet. Hilfsfristen im Sinne einer festgeschriebenen Zeit von z. B. 10 Minuten, in der ein Rettungsmittel am Notfallort sein musste, gab es nicht. Es wurden jedoch Zeiten ausgewertet und beurteilt, ob diese noch vertretbar sind, oder nicht.

In den Stützpunkten waren in der Regel alle SMH-Gruppen gemeinsam untergebracht. Dies bot mehrere Vorteile: Kurze Wege bei der Alarmierung; gemeinsame Mittel zur Fahrzeugunterbringung und -pflege; gemeinsame Lagerbestände, Aufenthaltsräume, etc.; die Möglichkeit des kurzfristigen Wechsels von Personal zwischen den Gruppen.

Wenn der Stützpunkt nicht an einer Klinik oder in unmittelbarer Nähe untergebracht war, hielten sich auch die Ärzte und Schwestern hier auf, welche die DMH oder den DHD besetzten.

Der DHD der SMH ersetzte prinzipiell nicht die Hausbesuche durch den Hausarzt, dessen Vertrauensverhältnis zum Patienten als sehr wertvoll betrachtet wurde. Deswegen wurden klassische Hausbesuche durch die SMH auch nur nach Dienstschluss der ambulanten Einrichtungen angeboten, sowie an Wochenenden und Feiertagen. Das zugehörige Personal war trotzdem auch die restliche Zeit einsatzbereit, da es sich für akute, aber nicht „DMH-würdige" Erkrankungen bereithalten musste. Oder da es im Notfall, sollte die DMH bereits ausgerückt sein, deren Aufgaben zu übernehmen hatte.

Auch kam es vor, dass ein Krankentransporteur, der bspw. als Fahrer des DHD eingesetzt war, spontan diesen Dienst verlassen musste um als zweiter Mann auf einen KTW zu steigen. Der eigentliche Fahrer des KTW tat seinen Dienst alleine und war im Falle von liegenden Patienten auf Hilfe angewiesen, die er sich entweder aus der Bevölkerung suchen musste, oder über einen Umweg zum Stützpunkt von einem zweiten Kollegen bekam.

Für den Fall einer Katastrophe bzw. eines Großschadensereignisses waren Einsatzpläne vorbereitet. Da die Hilfszüge in solchen Fällen eine gewisse Vorlaufzeit benötigten und entsprechend nicht schon innerhalb von Minuten am Einsatzort waren, war die SMH als ersteintreffende Gruppe eingeplant. Der erste SMH-Arzt musste eine Lagemeldung an die Leitstelle abgeben, welche eng mit Feuerwehr, Volkspolizei und Kliniken zusammenarbeitete. Während die ersten Patienten bereits in SMH-Fahrzeugen jeglicher Art in Kliniken transportiert wurden, konnte der Personalbestand der Krankenhäuser hochgefahren und schließlich das Klinikpersonal in Sammeltransporten zur Unfallstelle gebracht werden. Unterdessen waren die Gesundheitshelfer des DRK der DDR eigenständig auf dem Weg zum Ereignisort. Für diesen Fall standen weitere spezialisierte Fahrzeuge und Abrollcontainer zur Verfügung, welche jedoch ausdrücklich zum Hilfszug des DRK der DDR gehörten und nicht zur SMH [38, S. 30].

Beispiel 1

Als veranschaulichendes Beispiel sei Magdeburg aufgeführt. Da es sich um eine Großstadt handelte, konnte bereits Anfang 1976 das SMH-System verwirklicht werden. Für ca. 280.000 Einwohner auf 163 km^2 Fläche standen zwei DMH-

Fahrzeuge und zwei DHD-Fahrzeuge 24 Stunden zur Verfügung und ein DHD-Fahrzeug zusätzlich an Sonn- und Feiertagen von 10 bis 24 Uhr. Nach einem Jahr Erfahrung wurden ca. 50 Einsätze pro Tag registriert, am Wochenende bis zu 100 pro Tag. Das Verhältnis von DMH- zu DHD-Einsätzen lag hierbei bei 1:12. Normale Krankentransporte wurden in dieser Statistik nicht berücksichtigt.

Für alle SMH-Gruppen zusammen waren die drei häufigsten Einsatzgründe in absteigender Reihenfolge: Herz-Kreislauf-Erkrankungen/Atembeschwerden; Erkältungen/Grippe; Koliken.

Das System wurde nach kurzer Zeit als positiv bewertet, besonders da sich das Zusammenspiel von DMH und DHD als sehr flexibel erwies. So konnte der Arzt der DHD-Gruppe schnell die DMH nachfordern, wenn es bspw. um Elektrotherapie ging. Wiederrum konnte die DMH Patienten an den DHD übergeben, falls die Dringlichkeit vom Dispatcher überschätzt wurde. Beide zusammen konnten Einsatzlagen mit mehreren Geschädigten abarbeiten [18, 28f.].

Beispiel 2

Als zweites Beispiel soll noch einmal Leipzig dienen. Es gab einen Stützpunkt in der Stadt Leipzig selbst, in welchem drei DMH-Fahrzeuge stationiert waren. Diese waren 24 Stunden, von 6-18 Uhr und von 14-22 Uhr in Betrieb [39]. Drei weitere Stützpunkte befanden sich in den unmittelbar angrenzenden Städten (welche auch über die Leitstelle in Leipzig koordiniert wurden). Rettungsstellen existierten bei Gründung der SMH nur in den zwei größten Kliniken, weitere sollten geschaffen werden. Hierzu existiert Schriftverkehr, welcher belegt, dass das Krankenhaus der Diakonie sehr gern eine Rettungsstelle eröffnen wollte, dies jedoch nicht durfte. Es wurde zunächst der Aufbau eines Schockraums und einer interdisziplinären Wachstation gefordert.

Ein seit 1982 geplanter neonatologischer Spezialtransporter mit Inkubator wurde 1986 in Zusammenarbeit mit der ansässigen Universitätsklinik in Dienst gestellt [40].

Für 1984 sind die Hilfsfristen der Fahrzeuge belegt. Wegen zu langer Wartezeiten (innerstädtischer DMH-Einsatz 12,6 min; DHD-Einsatz 54,9 min) wurde ein zusätzlicher Stützpunkt an einer Klinik innerhalb der Stadt eröffnet [41].

1987 (549.230 Einwohner [35]) gab es gesamt 54.926 Einsätze, davon waren 85,39 % DHD-Einsätze (davon 84 % Erwachsene und 15 % Kinder betroffen) und 14,61 % DMH-Fahrten. Stationäre Einweisungen wurden für die DMH 2836 Stück (35,3 %) gezählt, was aus heutiger Sicht als wenig einzuschätzen ist. Die Ursachen sind nicht belegt, es kommen Fehleinsätze oder Fehleinschätzungen des Dispatchers in Frage. Als Wartezeit auf einen Hausbesuch werden ca. 69 min angegeben, also eine Verschlechterung im Vergleich zu 1984. Dies könnte ein Indiz für größere Akzeptanz/Inanspruchnahme des Systems durch die Bevölkerung sein [41].

Beispiel 3

Als letztes Beispiel soll der Kreis Merseburg angeführt werden (131.578 Einwohner, 1981 [42]). Da es sich um einen Landkreis und keine große Stadt handelte, übernahm hier die SMH erst im Mai 1982 die komplette Versorgung. Bis zu diesem Zeitpunkt wurde im DMH-System Arzt und Krankenschwester vom Krankentransporteur aus der Klinik abgeholt und zum Einsatzort gefahren. Nachts fuhren zwe Krankentransporteure mit einem Arzt los.

Ohne konkrete Zahlen zu nenren, wird die Umstellung auf das SMH-System als enorme Verbesserung beschrieben, besonders die bisherigen langen Wartezeiten betreffend [33, S. 24].

Die Finanzierung der SMH erfolgte aus den Fonds der Abteilung Gesundheits- und Sozialwesen der Räte der Bezirke, der Städte und Kreise [36].

3.3.2 Personal

An oberster Stelle der Personalpyramide der SMH stand der Ärztliche Direktor der SMH, welcher in der jeweiligen Bezirksstadt in der Bezirksakademie tätig war. Darunter folgte in jedem Kreis ein Kreisarzt. Beide waren direkt dem Gesundheitsministerium unterstellt. Weiterhin hatte jeder Kreis einen Leiter-SMH. Diese Positionen wurden in der Regel mit Personen besetzt, die der SED nahe standen.

Des Weiteren hatte jede Leitstele einen sogenannten Leiter der Leitstelle. Die drei zuvor genannten Personen waren für die Dienstplanung aller anderen Mitarbeiter zuständig. Der Kreisarzt wählte Ärzte aus, welche jeweils für DMH und DHD geeignet waren und übergab diese an die beiden Anderen, welche die Dienste verteilten. Für Auswahl und Planung der Krankentransporteure und Dispatcher waren der Leiter-SMH und Leiter der Leitstelle zuständig. Lediglich die Kräfte des mittleren medizinischen Personals auf den DMH-Fahrzeugen wurden von der Klinik geplant, bei der sie angestellt waren.

Der jeweils diensthabende Arzt in der Leitstelle war verantwortlich für den organisatorischen und auch fachlichen Ablauf. Zur Sicherstellung der medizinischen Qualität konnte er von seinem Aufenthaltsraum aus jederzeit die Gespräche der Dispatcher mithören und musste immer für Rückfragen zur Verfügung stehen. Bei Dienstantritt musste er die Funktion der Technik und das ordnungsgemäße Führen aller Dokumente kontrollieren und bei Großschadenslagen hatte er die entsprechenden Maßnahmen einzuleiten. Trotz allem war er dem Leiter der Leitstelle unterstellt und rechenschaftspflichtig.

Der diensthabende Arzt auf dem DMH-Fahrzeug war dem Leiter der Leitstelle und deren diensthabendem Arzt direkt unterstellt. Er selbst wiederum war den weiteren Mitarbeitern auf dem Fahrzeug weisungsberechtigt. Zu seinen Aufgaben zählte neben der medizinischen Betreuung des Patienten auch die Auswahl einer geeigneten Klinik, eine ordentliche Übergabe in selbiger, Beachtung von Sicherheit und Geheimhaltung.

Die gleiche Rangordnung und die gleichen Aufgaben galten für den DHD-Arzt, aber mit besonderem Augenmerk auf eine exakte Dokumentation, da bei vielen Patienten keine Übergabe stattfand, sondern ein nachbehandelnder Arzt auf die Unterlagen angewiesen war.

Die Ausbildung der genannten Ärzte wurde von Bezirks- und Kreisarzt in einem Kurssystem organisiert und an der Bezirksakademie abgehalten. Es sollte eine monatliche Weiterbildung mit Auswertung pikanter Einsätze erfolgen. Die Ärzte mussten eine Facharztausbildung abgeschlossen und Erfahrung in der Reanimation haben. Bevor sie eigenständig auf einem Fahrzeug arbeiten durften, mussten sie 10 Dienste lang einen erfahrenen Arzt begleiten. Es wurde ein einheitliches Ausbildungsprogramm mit 14 Themenkomplexen festgelegt. Um aber individuell auf den Ausbildungs- und Erfahrungsstand der jeweiligen Ärzte eingehen zu können, konnte der Ärztliche Direktor davon abweichen. An theoretischem Unterricht waren 40 Stunden für den DMH- und 45 Stunden für den DHD-Arzt vorgegeben. Die Differenz entsteht durch mehr Stunden des DHD-Arztes in Basistherapie von Notfällen, Schock und internistischen Notfallsituationen. Eine Begründung für diesen Unterschied ist nicht belegt, jedoch ist davon auszugehen, dass für die DMH die erfahreneren Ärzte ausgewählt wurden, welche diese Problematiken sicher beherrschten [18, S. 38-42].

Die Kräfte des mittleren medizinischen Dienstes auf dem DMH-Fahrzeug sollten Fachschwestern für Anästhesie oder Intensivtherapie sein [37, S. 13].

Die Dispatcher der Leitstelle waren dem dort diensthabenden Arzt unterstel t und, sollte es mehrere in einer Dienstschicht geben, dem ernannten Schichtführer. Sie unterlagen der Schweigepflicht, jedoch nicht gegenüber Sicherheitsorganen. Letzteren gegenüber waren sie sogar zur Auskunft verpflichtet. Wer Dispatcher werden durfte, entschied der Leiter-SMH. Bevorzugt wurden Krankenschwestern für diese Tätigkeit eingestellt, da sie das notwendige medizinische Wissen mitbrachten. Jedoch versahen die Tätigkeit auch erfahrene Krankentransporteure oder Gesundheitshelfer, alle mit zusätzlichen Kursen in Erster Hilfe und Organisation einer Leitstelle ausgestattet.

Die Ausbildung der Krankentransporteure wurde bereits seit 01.01.1975 nach einem neuen Rahmenprogramm des DRK der DDR durchgeführt. Grundlage und Voraussetzung war die Ausbildung zum Gesundheitshelfer von 40 Stunden. Darauf bauten 200 Stunden theoretischer Unterricht auf, der auch praktische Übungen enthiet. Ein Viertel davon befasste sich mit reiner Notfallmedizin, der Rest wurde aufgeteilt in Themen wie bspw. Hygiene, Einsatzorganisation und Technik. Umgesetzt wurde die Ausbildung an der Bezirksakademie. Die tatsächliche medizinische Praxis erfuhr der Krankentransporteur in 92 Stunden Praktikum in einer Klinik, konkret in der Unfallchirurgie oder Intensivstation. Eine „ständige und gezielte" Weiterbildung wurde angestrebt, wie oft genau und mit welchen Inhalten blieb jedoch dem jeweiligen Leiter-SMH überlassen [18, S. 14].

Für Dispatcher und Krankentransporteure wurde in den 1980er Jahren zunehmend ein entsprechend geregelter Ausbildungsberuf gefordert, der jedoch nicht Realität wurde [37, S. 13].

Eine Zusammenfassung des eingesetzten Personals in der SMH und dessen Hierarchie wird in Tabelle 3 dargestellt.

Funktion in der SMH	Besetzung
Leitung eines Bezirks	Bezirksarzt
Ärztliche Leitung eines Kreises	Kreisarzt
Leitung eines Kreises	Leiter-SMH
Leitung einer Leitstelle	Leiter-Leitstelle-SMH
Ärztliche Leitung einer Leitstelle	Diensthabender Arzt Leitstelle
Einsatzdisposition/-annahme	Dispatcher-SMH
DMH-Gruppe	Arzt, Fachkrankenschwester, Krankentransporteur
DHD-Gruppe	Arzt, Krankentransporteur
DkHD-Gruppe	(Kinder-)Arzt, Krankentransporteur
Krankentransport	Krankentransporteur 1, ggf. Krankentransporteur 2

Tabelle 3: Die Funktionen der SMH in Reihenfolge der Hierarchie (absteigend)

Die oben erwähnte Kooperation von DRK der DDR und Gesundheitswesen führte vereinzelt zu Problemen. Der Krankentransporteur als DRK-Angestellter, aber Dienstleister für die SMH, hatte zwei verschiedene Vorgesetzte. Das mittlere medizinische Personal, bei der SMH angestellt, war u. a. für die Einsatzbereitschaft und Wartung der medizinischen Geräte verantwortlich, welche aber dem DRK gehörten. Ein Fernsehbeitrag berichtete aus Halle, wo es durch diese Situation zu Komplikationen kam und die Mitarbeiter sich einen einheitlichen Dienstherrn wünschten. Eine Behebung dieses Problems war demnach aber bereits in Planung [43].

3.3.3 Ausstattung

Die Ausstattung der Leitstelle-SMH war für die damalige Zeit sehr fortschrittlich. Aus diesem Grund konnte zunächst auch nicht flächendeckend die gleiche Technik genutzt werden, sondern es mussten die Leitstellen im Laufe der Jahre ausgerüstet und modernisiert werden. Die Telefonverbindungen der Leitstelle, besonders zu Feuerwehr und Volkspolizei, mussten als Direktleitung eingerichtet werden. D. h. es wurde nicht über den Umweg einer Telefonzentrale gesprochen, über welche die normale Bevölkerung telefonieren musste. Diese bestanden außerdem zu den Stützpunkten, zum Rat des Kreises und zu den wichtigsten Kliniken.

Je nach Größe des zu betreuenden Kreises unterschieden sich die Leitstellen im Umfang. Für einen ländlichen Kreis war eine Besetzung durch einen Dispatcher üblich, welcher sich in einem Raum aufhielt, der oft über ein Fenster an die Fahrzeughalle oder einen Flur angeschlossen war. Über dieses Fenster wurden dann die Einsatzaufträge auf einem Vordruck an die Besatzungen gereicht. Zum Alarmieren der Besatzung innerhalb des Gebäudes konnte der Dispatcher eine Gebäudesprechanlage benutzen. Stützpunkte, die nicht im gleichen Gebäude waren, wurden per Telefon alarmiert. Zur Alarmierung während der Fahrt wurde der Funk genutzt. Weiterhin war eine Sprechanlage zum Zimmer des Arztes vorhanden. Dispatcher und Arzt konnten hierüber kommunizieren, der Arzt konnte Gespräche mithören und diese ggf. übernehmen.

Bei Leitstellen von Großstädten waren entsprechend mehrere Dispatcher im Dienst, die jeweils einen eigenen Funktisch nutzten. Hierbei gab es Verantwortliche für die Einsatzannahme und für die Einsatzausgabe/-koordinierung [18, 18f.].

Als einheitliches Fahrzeug für den Patiententransport wurde der Barkas B1000 beibehalten (siehe Kapitel 3.1). Dieser wurde im Laufe der Zeit jedoch mehrfach modifiziert und provozierte dadurch das Gegenteil der eigentlich gewollten Einheitlichkeit.

Für den Krankentransport wurde der „B1000 KTW" eingesetzt, welcher von außen dem in Kapitel 3.1 beschriebenen Fahrzeug entspricht, jedoch im Inneren deutlich überarbeitet wurde. Er besaß nun nur noch eine Krankentrage, dafür zwei Patientenstühle und einen Tragestuhl. Der Vorteil dieses Fahrzeugs bestand darin, dass es in der DDR produziert wurde (VEB Barkas Werke Karl-Marx-Stadt und VEB MLW Ilmenau), robust und geräumig war. Der liegende Patient hatte die Möglichkeit, über einen Summer an der Seitenwand den Fahrer auf ein Problem aufmerksam zu machen. Eine persönliche Betreuung bestand in der Regel nicht. Neben einer Standheizung war dieses Fahrzeug mit grundlegendem medizinischen Equipment ausgestattet, wie Schienen, Verbandsmaterial und Sauerstoff, größtenteils unter der Liege verstaut [44, 45].

Von den Erfahrungen im DMH-Einsatz geprägt, wurde der „B1000 SMH2" entwickelt. Auch dieser wurde in verschiedenen Entwicklungsstufen gebaut und wurde demnach SMH2/1, SMH2/2, usw. genannt. SMH2/5 wurde noch 1990 fertiggestellt. Das Fahrzeug wurde zunächst für die DMH genutzt, nach Einführung des SMH3 jedoch mehr vom DHD genutzt. Zu den Merkmalen gehörten u. a. eine gefederte Trage in der Mitte, ein klappbarer Arztstuhl, zwei Sitzbänke, eine Sauerstoffarmatur mit

Inhalations- und Absaugmöglichkeit (10L O²-Volumen), Einbauschränke, EKG-Gerät, Defibrillator, Beatmungsgerät, Vakuummatratze, pneumatische Schienen, Verbandsmaterial und Medikamente. An der Decke waren neben normalen Lichtern auch OP-Leuchten angebracht und es ließen sich Infusionen aufhängen. Im Vergleich zum KTW waren diese Fahrzeuge nun alle mit Blaulicht und Martinshorn ausgerüstet, einige Varianten mit der Möglichkeit von Lautsprecherdurchsagen [46, 47].

Der „B1000 SMH3" wurde aufgrund von mehr Platzbedarf nur für die DMH entwickelt und auch tatsächlich nur dort eingesetzt. Die Serienproduktion wurde 1984 aufgenommen und auch hier gab es Versionen von SMH3/0 bis SMH3/5. Ein Sonderaufbau erhöhte das Dach wesentlich, sodass Raum für z. B. Reanimationen im Fahrzeug entstand. Die Trage konnte längs gekippt werden, Füße oder Kopf nach oben, je nach Therapiezweck. Als neue Ausstattung kam weiterhin dazu: Eine Lachgasflasche mit einem Narkosesystem, welches vor allem bei starken Schmerzzuständen genutzt wurde; links der Trage eine Sitzbank, welche als Not-Trage umgebaut werden konnte, rechts der Trage ein Arztstuhl; ein verschließbares Medikamentenfach und ein zusätzliches Blaulicht an der Heckseite [48, 49].

Ab 1984 wurde, abweichend vom Barkas, noch ein weiteres Modell in die SMH-Flotte aufgenommen: Der „Wartburg 353 Tourist Med". Im Gegensatz zum B1000 handelte es sich hierbei um einen PKW, der also deutlich flacher und somit besser für Langstrecken geeignet war und auch gerne in Stützpunkten eingesetzt wurde, die über wenig Platz in der Garage verfügten. Für den liegenden Patiententransport ließen sich die Rückbänke umklappen und der Beifahrerstuhl um 180 Grad drehen, sodass der Arzt am Kopfende des Patienten sitzen konnte. Wegen der beengten Platzverhältnisse blieb es ein Ausnahmefahrzeug, welches zwar auch in der DMH eingesetzt wurde, jedoch deutlich mehr im DHD. Prinzipiell waren im Wartburg nur zwei Besatzungsmitglieder vorhanden, Arzt und Krankentransporteur. Diese Ausnahme vom eigentlichen Modell wurde in manchen ländlichen Gebieten hingenommen, in denen der Einsatz eines „echten" DMH-Fahrzeugs sonst für zeitliche Probleme gesorgt hätte. Je nach Einsatzgebiet war die Ausstattung unterschiedlich. Standard waren jedoch Sauerstoff, EKG-Gerät und eine grundlegende Ausstattung wie auf einem KTW. Die DMH-Variante war mit einer Sondersignalanlage ausgerüstet und besaß auch sonst fast jegliche Ausstattung der SMH3. Die DHD-Variante musste ohne Sondersignal auskommen und war auch sonst weniger umfangreich ausgestattet. Zum Beispiel fehlte eine Vakuummatratze, dafür waren mehr Medikamente an Bord [50, 51].

Zusammenfassend lässt sich über alle Fahrzeuge sagen, dass sie mit 2m- und 4m-Band Funk ausgerüstet waren und eine Grundausstattung an Bergemitteln zur Verfügung hatten, wie z. B. Brecheisen, Klappspaten und Seil. Fahrzeuge des Krankentransportes und der DMH verfügten immer über eine Möglichkeit des Liegend-Transports. Fahrzeuge des DHD besaßen diese Möglichkeit nur teilweise. DHD-Fahrzeuge ohne Liege sind in der obigen Aufstellung nicht einzeln aufgeführt und bestanden aus normalen PKW, die mit einer medizinischen Ausrüstung beladen wurden. Benötigten diese Fahrzeuge eine Transportmöglichkeit, musste ein anderes Mittel nachgefordert werden. Besonders beim DkHD wurden meist solche PKW eingesetzt.

Die Typen B1000 SMH2 und SMH3 existierten auch bei der Feuerwehr (in rot) und der Nationalen Volksarmee (in grün). Während die Fahrzeuge der Berufsfeuerwehr in Ausnahmesituationen auch für den Rettungsdienst herangezogen wurden, waren die der Armee allerdings nur für die Soldaten bestimmt und nahmen nie am öffentlichen Rettungswesen teil.

3.4 Spezialeinheiten

Neben der Schnellen Medizinischen Hilfe gab es noch weitere Organisationsformen, die zwar auf die Rettung von Menschen spezialisiert waren, jedoch nichts mit dem SMH-System zu tun hatten bzw. bereits viel früher existierten. Diese waren auch nicht über die ganze Republik verteilt und immer im Dienst, sondern nur an speziellen Orten oder zu gewissen Zeiten. In aller Regel war der Träger das DRK der DDR.

Wasserrettungsdienst

Bereits unmittelbar nach Gründung des DRK der DDR (1953) wird von einem Wasserrettungsdienst berichtet, welcher an stark frequentierten Badestellen Wache hält. Zum Einsatz kamen ehrenamtliche Rettungsschwimmer des DRK in ihrer Freizeit.

In der Hauptsaison wurden Rettungsschwimmer auch in Schwimmbäder geschickt, um die Bademeister zu unterstützen und in Ferienlagern/Pionierlagern mit Wasserlage war ebenfalls stets ein Rettungsschwimmer vor Ort. Weiterhin wurden Schwimmbäder durch Kräfte des Wasserrettungsdienstes regelmäßig auf Mängel kontrolliert.

Allgemeines Ziel war, ähnlich wie die Breitenausbildung in Erster Hilfe, möglichst viele Menschen als Rettungsschwimmer auszubilden, welche im Ernstfall helfen sollten. Dies wurde umgesetzt durch Kurse in Organisationen wie der Freien Deutschen Jugend, der Gesellschaft für Sport und Technik oder auch dem Ministerium für Volksbildung. Das DRK der DDR stellte ihnen Dozenten und Material zur Verfügung und nahm anschließend eine Prüfung ab. Für begabte und willige Rettungsschwimmer gab es Weiterqualifizierungen für die Rettung aus der Ostsee, in Fließgewässern und das Tauchen mit Gerät [52].

Aus dem Jahr 1953 wird berichtet, dass die Ostseeküste das Schwerpunktgebiet darstellt und dort 20 Unfallhilfsstellen mit Türmen errichtet wurden. Hingegen seien an den restlichen 93 betreuten Badestellen kaum die benötigten Gerätschaften vorhanden gewesen. In diesem Jahr wurden in 252 Lehrgängen 2543 neue Rettungsschwimmer ausgebildet und in 11.778 Fällen Erste Hilfe geleistet [53]. In den Jahren 1971 bis 1976 wurden insgesamt 50.270 Rettungsschwimmer durch das DRK der DDR ausgebildet [18, S. 15].

Zur Rettung vom Wasser besaß der Wasserrettungsdienst Motorboote, aber auch Ruderboote und Schlauchboote. Ausgestattet war er unter anderem mit Sanitätstaschen, und Beatmungsgeräten, sowie mit Schwimmringen und Rettungsbrettern zur Menschenrettung [53, 54].

Seit 01.04.1955 wurde dem DRK der DDR zusätzlich der Seenotdienst übertragen, also die Rettung von Schiffbrüchigen. Diese Aufgabe wurde bis dahin von staatlichen Einrichtungen übernommen und wurde in der Praxis vor allem von Kapitänen, Lotsen oder Fischern ausgeübt. Durch die Übernahme wurde dieses Personal erstmalig in Erster Hilfe geschult und die Rettung konnte so verbessert werden. Zu dieser Zeit gab es fünf Stationen mit Ruderbooten (10 Ruderer und ein Vormann) und sieben mit Motorbooten (6 Besatzungsmitglieder), wobei Ruderboote als nicht zeitgemäß eingestuft wurden und abgeschafft werden sollten [55].

Bergrettungsdienst

Der Bergrettungsdienst, oder auch Bergunfalldienst genannt, wurde in Wintersport- oder Klettergebieten eingesetzt. Durch ein Netz von Unfallhilfsstellen wurde Verunglückten schnell Hilfe geleistet und im Rahmen der Öffentlichkeitsarbeit sollten gleichzeitig Bürger für den Gesundheitsdienst gewonnen werden. Er wurde zur gleichen Zeit wie der Wasserrettungsdienst übernommen und das DRK konnte auf einen alten Stamm aus erfahrenen Berghelfern zurückgreifen, die bereitwillig Mitglied wurden. Berghelfer mussten sowohl gute Bergsteiger und Skifahrer sein, gute Ortskenntnis besitzen und sich in Rettungstechniken auskennen. Eine Ausbildung fand dazu drei Wochen lang auf einem Internat statt und war erst ab dem 18. Lebensjahr möglich [56]. Der Einsatz blieb ehrenamtlich. Die Unfallhilfsstellen wiesen Aufenthalts- und Ruheräume und Behandlungsräume auf. Die Fahrzeuge waren nicht einheitlich, es lag oft am persönlichen Einsatz der Mitglieder ob und welche Fahrzeuge vorhanden waren. So gab es kleinere Geländewagen, aber auch den Barkas B1000, der speziell für die Bergrettung ausgestattet wurde. Die Ausrüstung beschränkte sich hauptsächlich auf Kletterausrüstung bzw. Skiausrüstung und die jeweiligen Möglichkeiten um Patienten liegend zu transportieren (Trage/Schlitten). Eine grundlegende Erste Hilfe Ausstattung war vorhanden, jedoch im Regelfall kein hoch-technisches Gerät wie bspw. ein EKG-Gerät, da zum Transport von kritischen Fällen meist die DMH gerufen wurde. Nur in Ausnahmefällen, wie z. B. im Kreis Dippoldiswalde, wo besagter B1000 vorhanden war, konnten selbstständig Transporte durchgeführt werden [57, 58, 59, S. 194].

Spezialtransporter

Bereits seit Beginn des Krankentransports in der DDR waren Frühgeborene zu transportieren. Von 1954 wird berichtet, dass in solchen Fällen ein Korb auf die Trage eines normales KTW geschnallt wurde, das Kind mit drei Wärmflaschen umgeben und ihm über einen Trichter am Kopf Sauerstoff aus einer Flasche mit Insufflation zugeführt wurde [60]. Später, ab der Einführung der B1000 Fahrzeuge, war es möglich, Transportinkubatoren auf den Tragen zu arretieren und Frühgeborene zu fahren. Es war angeordnet, dass Personal eines neonatologischen Zentrums das Kind abholt oder zumindest ein in der Neonatologie Erfahrener das Kind verbringt. Dem eigentlich diensthabenden Arzt auf dem Fahrzeug war freigestellt, ob er den Transport begleitet, oder nicht. Im Fahrzeug waren Intubation, Beatmung, Flüssigkeitsgabe und Wärmeerhalt gesichert. Eine (ggf. verwandte) Bezugsperson sollte den Transport begleiten [38, S. 22].

Beim Transport von Patienten mit Infektionskrankheiten musste ein besonderer ärztlicher Hinweis erfolgen. Es gab dazu einige wenige spezielle Infektions-Krankenwagen, die jeweils in großen Ballungsräumen stationiert waren und einen großen Einsatzradius hatten. Detaillierte Informationen zu diesen Fahrzeugen waren dem Autor jedoch nicht möglich zu ermitteln [34, S. 12].

Eine Hilfsorganisation außerhalb des DRK der DDR stellte die Grubenwehr dar. Diese war an Bergwerke angegliedert, funktionierte auf dem Prinzip einer Werksfeuerwehr und sollte Hilfe bei Grubenunglücken leisten sowie Feuer löschen. Deren Fahrzeuge konnten, genauso wie die der Feuerwehr, bei Havarien und Katastrophen von der SMH-Leitstelle als Unterstützung angefordert werden. Da sich deren Arbeit ansonsten aber allein auf die Bergwerke beschränkte und nicht dem öffentlichen Rettungswesen galt, wird an dieser Stelle nicht weiter darauf eingegangen [38, S. 22].

3.5 Luftrettung

Bei der Luftrettung im Allgemeinen handelt es sich primär um die Rettung von Menschen in Verbindung mit einem Hubschrauber, sei es zum Transport eines Patienten in eine Klinik oder zum Zubringen eines Arztes zum Patienten. In der DDR handelt es sich hierbei zwar ebenfalls um eine „Spezialeinheit", jedoch nimmt sie eine gewisse Sonderstellung ein. Schon deshalb, weil ein Hubschrauber ohne weiteres die Grenze der DDR überwinden konnte. Ein weiterer Grund gegen Hubschraubereinsätze waren schlicht die hohen Kosten.

Im Rettungswesen der DDR war deswegen prinzipiell keine Luftrettung vorgesehen. Hubschrauber existierten hauptsächlich bei der Nationalen Volksarmee, der Marine und der Volkspolizei. Also Institutionen, von denen die Republik Treue erwartete. Vereinzelt wurden auch Hubschrauber in der Agrarwirtschaft eingesetzt.

Einige wenige Luftrettungseinsätze sind jedoch trotzdem dokumentiert. Dabei handelte es sich jedoch immer um sogenannte Sekundäreinsätze, d. h. der Hubschrauber war nicht das erste Rettungsmittel beim Patienten, sondern war nur dazu da, selbigen möglichst schnell in ein Spezialzentrum zu fliegen. Die jeweilige Erstversorgung wurde von der SMH bzw. der jeweils erstbehandelnden Klinik übernommen. Als Primärrettungsmittel kam ein Hubschrauber schon deswegen nie zum Einsatz, weil er im SMH-System nicht eingeplant war und bei der seltenen Anforderung sehr lange Genehmigungsverfahren und Vorlaufzeiten anfielen. In den wenigen Fällen wurden dann Hubschrauber der Sowjetunion, der Nationalen Volksarmee (NVA) oder auch der Fluggesellschaft Interflug genutzt. Da die Krankenhäuser nicht auf Hubschrauber eingestellt waren und somit keinen Landeplatz besaßen, mussten diese dann entsprechend auf Freiflächen in der Nähe ausweichen und der Patient die letzte Etappe wieder mit einem Krankenwagen zurücklegen.

Einsätze sind belegt bei der Schneekatastrophe in Norddeutschland im Winter 1978/79, bei dem die NVA mehrere Bürger mit dem Hubschrauber von Rügen rettete; im August 1959, als ein Schwerverletzter aus Brandenburg mit einem NVA-Hubschrauber auf dem Marx-Engels-Platz in Berlin landete, um in die Charité weitergefahren zu werden; oder z. B. im März und Juni 1961, als das gleiche Geschehen sich in Leipzig und Magdeburg abspielte [61–63].

3.6 Das Rettungsamt Berlin

Eine Ausnahme zu allen bisher beschriebenen Umständen stellt das Rettungsamt Berlin dar. In Berlin existierten bereits Ende des 19. Jahrhunderts Anfänge eines Rettungswesens, z. B. in Form eines Krankenwagendepots und Sanitätsstuben. Das Rettungsamt als öffentliche Einrichtung wurde 1920 beschlossen und umgesetzt und baute frühzeitig Strukturen für den Krankentransport und später die Notfallrettung auf. Auch eine zentrale Meldestelle für Bettennachweise und das Rettungswesen existierte von Beginn an (später Leitstelle). War es während der Zweiten Weltkriegs zwar Teil des DRK, wurde es nach der Teilung Berlins wieder verstaatlicht und auch nach dem Aufbau von DMH und SMH als eigenständig beibehalten. Es besaß einen eigenen ärztlichen Direktor, bekam im Verlauf die gleichen Fahrzeuge wie die SMH und später auch das Personal der SMH, jedoch wurde es offiziell nie in diese einge- gliedert, sondern blieb als einzelne Institution bestehen. Die Zugehörigkeit von Fahrzeugen und Personal lag nicht beim DRK der DDR, sondern direkt beim Ret- tungsamt. Es war verantwortlich für Krankentransport, Notfallrettung, DHD und den Wasserrettungsdienst in Ost-Berlin. Es betrieb sieben Stützpunkte und ein Spezial- fahrzeug, besetzt mit einer Hebamme für Risikogeburten. Außerdem übernahm es alle weiteren Aufgaben des Rettungswesens, wie Absicherungen, Organtransporte und Katastrophenhilfe [64].

4. Die Wiedervereinigung

Die sogenannte „Wende", also die Wiedervereinigung von Ost- und Westdeutschland, war für die Bürger ein höchst freudiges Ereignis. Die Bürger der DDR wurden bereits im Herbst 1989 für ihren Mut zur friedlichen Revolution belohnt, als Günter Schabowski, Mitglied des Politbüros des Zentralkomitees der SED, am Abend des 09.11.1989 mit einer irrtümlichen Äußerung den Anstoß zur Grenzöffnung gab. Schabowski hatte vor Vertretern der internationalen Presse und laufenden TV-Kameras eine neue Regelung zu Privatreisen ins Ausland fehlerhaft wiedergegeben und damit die Grenzöffnung unbewusst beschleunigt.

In der Folge kam es, neben tausenden von persönlichen Glücksmomenten, vor allem zu großen bürokratischen Hürden, um die DDR in die BRD einzugliedern. Das Ergebnis war auf lange Sicht für viele DDR-Bürger eine Aufwertung der Lebensqualität, ein wirtschaftlicher Aufschwung und auch eine Verbesserung der Qualität im Rettungswesen. Zwar gab es viele Einzelschicksale, die durch Arbeitslosigkeit nach der Wende zunächst eine Verschlechterung hinnehmen mussten. Die Auswirkungen davon sind auch heute noch in sozial schwachen Schichten spürbar. Im Ganzen betrachtet wuchs aber endlich zusammen, was zusammengehörte (Willy Brandt) und wird vom Großteil der Bevölkerung als sehr positiv angesehen.

Besonders in Hinblick auf das Gesundheits- und Rettungswesen ist die Übernahme durch die BRD aber durchaus auch kritisch zu betrachten.

4.1 Das System „Schnelle Medizinische Hilfe"

Durch die Wiedervereinigung wurden das Gesundheitssystem und das Rettungswesen der DDR - nüchterner betrachtet - in einer relativ kurzen Zeit komplett beseitigt. Zwar sollte laut Helmut Kohl der Willen der DDR-Bürger respektiert werden, jedoch besteht der Anschein, dass keine Überlegungen oder gar Befragungen stattfanden, welche etwaige Vorteile des DDR-Gesundheitswesens aufgezeigt hätten. Eine Übernahme dieser potentiellen Faktoren ins gesamtdeutsche System kam wohl von Anfang an nicht in Betracht.

Die Öffnung der Grenzen führte die Mitarbeiter beider Länder im Einsatz bald auf neues Gebiet – sowohl geografisch als auch rechtlich und organisatorisch. Zentrale Forderungen wurden gestellt: Ländergrenzen sollten keine Notfallgrenzen mehr darstellen, eine grenzüberschreitende Rettung musste vereinfacht werden; neue

Rettungsdienstbereiche sollten geschaffen werden; mehr Hubschrauber sollten in der DDR zum Einsatz kommen, genauso wie mehr Computertechnik in den Leitstellen; die Stufen von Havarie-Einteilungen sollten besonders in den Grenzgebieten schnell angeglichen werden, um diese sinnvoll gemeinsam abarbeiten zu können und auch die Straßenverkehrsordnung sollte zügig angeglichen werden [65]. Rechtlich gab es besonders für Ärzte Unterschiede zwischen Ost und West. Auf Gebiet der DDR war es z. B. dem Gesetz nach dem Arzt erlaubt, ohne oder gegen den Willen eines Patienten eine Behandlung durchzuführen (insofern eine Indikation vorlag), während in der BRD stets eine Einwilligung nötig war/ist. Auch die Aufklärungspflicht eines Arztes gegenüber einem Patienten war in der DDR wesentlich weniger ausgeprägt als in der BRD und konnte bei Verletzung praktisch nicht bestraft werden [66].

Am 18.05.1990 wurde der „Vertrag über die Schaffung einer Währungs-, Wirtschafts- und Sozialunion zwischen der Bundesrepublik Deutschland und der Deutschen Demokratischen Republik" unterzeichnet. Dieser regelt neben der Einführung der sozialen Marktwirtschaft, der Umstellung auf die Deutsche Mark, der Abschaffung staatlicher Monopole und vielem mehr, in Artikel 18 bis 20 die Übernahme des Sozial- und Rentensystems, in Artikel 21 die Übernahme der Krankenversicherung und in Artikel 22 die schrittweise Veränderung des Gesundheitswesens „in Richtung des Versorgungsangebots der Bundesrepublik Deutschland mit privaten Leistungs- erbringern [, auch] durch Zulassung privater und frei-gemeinnütziger Krankenhaus- träger" [67, 335f.]. Mit dem Umbau der DDR in ein föderalistisches Ländersystem wurde der Verlust der Vorteile in Kauf genommen, die ein einheitlicher, staatlich gelenkter Rettungsdienst mit sich bringt. Grundlage hierfür war das „Ländereinfüh- rungsgesetz" vom 22.07.1990, welches die Umordnung von 14 Bezirken in fünf Bundesländer regelte [68].

Am 13.09.1990 verabschiedete die Volkskammer eines der letzten Gesetze der DDR, das Rettungsdienstgesetz, welches acht Tage später in Kraft trat. Dessen Gültigkeit war von Beginn an bis zum 21.09.1994 begrenzt, dem Stichtag, ab dem die Länder spätestens ihre eigenen Rettungsdienstgesetze erlassen haben sollten. Es legte unter anderem eine generelle Hilfsfrist von 10min[1], eine Zulassungskontrolle der Leistungserbringer, eine Beschränkung der Zulassung auf vier Jahre und die Leitung einer Leitstelle durch einen Arzt (nicht eine 24h Besetzung!) fest. Rettungs-

---

[1] „Bei der Anzahl der Standorte von Rettungswachen ist davon auszugehen, daß für bodengebundene Rettungsmittel in der Notfallrettung jeder an einer Straße gelegene Notfallort in der Regel innerhalb von 10 Minuten erreicht werden sollte" [[69, S. 3] Anm. d. Autors: Es wird offengelassen, ob die 10min bei Notrufein- gang beginnen oder ab Alarmierung des Rettungsmittels.

dienst und Krankentransport sollten von den Landkreisen und Kommunen geregelt und dafür neue Rettungsdienstbereiche und Leitstellen geschaffen werden. Zur Übersicht musste ein Landesrettungsdienstplan geschaffen werden, der alle Bereiche, Standorte der Leitstellen und Hubschrauber und Grundsätze für Ausstattung und Personal enthielt. In der nächsten Ebene musste jeder Träger, also Kreis oder Kommune, einen Rettungsdienstbereichsplan erstellen, in dem Standorte und Einsatzbereiche der Rettungswachen, Anzahl der jeweiligen Rettungsmittel pro Wache und Grundsätze für Personal und Ausstattung enthalten waren [69].

Während landesweit Strukturen geändert und neu erschaffen werden mussten, stellte Ost-Berlin erneut eine Ausnahme dar. Die vorhandenen Strukturen des Rettungsamtes konnten sinnvoll übernommen werden. Im Oktober 1990 besetzte die Feuerwehr alle Rettungswachen in Ost-Berlin, zunächst mit West-Besatzungen, später, nach entsprechender Schulung, auch wieder mit ursprünglichem Personal. Im Juli 1991 wurde das Rettungsamt dann endgültig in die Feuerwehr Berlin eingegliedert. Im selben Monat wurde in Berlin der Notruf von der 115 auf die 112 umgeschaltet (zunächst noch mit Weiterleitung der 115). Erst ein Jahr später wurden die beiden Leitstellen von Ost- und West-Berlin zusammengeführt. Frühzeitig wurde, nicht nur in Berlin, eine gesunkene Qualität der Disposition beklagt, dadurch begründet, dass nicht mehr alle Leistungen (Notfallrettung, Krankentransport, Dringlicher Hausbesuchsdienst) von einer Leitstelle koordiniert wurden [70, S. 14].

Das erste neue Rettungsdienstgesetz wurde am 8. Mai 1992 im neuen Bundesland Brandenburg erlassen, es folgten Thüringen (22.12.1992), Sachsen (07.01.1993), Mecklenburg-Vorpommern (01.07.1993), Berlin (08.07.1993) und Sachsen-Anhalt (07.10.1993). Brandenburg hatte als Vorreiter bereits die Funktion eines Ärztlichen Leiters Rettungsdienst für jeden Bereich etabliert und die Vergabe von KT und Notfallrettung an private Dienstleister möglich gemacht [71–76]. Das Land Sachsen hatte z. B. in der Folge 23 Rettungsdienstbereiche geschaffen, welche 142 Rettungswachen beinhalteten und bis 1992 320 neue Fahrzeuge angeschafft (Investitionskosten 52 Mio. DM) [70, S. 14].

Der erste Großeinsatz, bzw. das erste Zusammenarbeiten von ost- und westdeutschem Rettungswesen, geschah bereits an Silvester 1989/90 in Berlin. Durch die allgemeine Feierlaune nach dem Mauerfall und dem Aufruf mehrerer Radiosender waren zwischen 500.000 und einer Million Menschen zum Brandenburger Tor gekommen. Auf westlicher Seite war ein Sanitätsdienst mit mehreren Fahrzeugen, Verletztensammelstellen und Einsatzleitung vorbereitet worden, auf östlicher Seite verließ man sich auf den Regelrettungsdienst der SMH. Wegen starkem Alkoholkonsum und dem Einsturz eines Gerüstes, welches bestiegen worden war, kam es zu über 200 Verletzten und einem Toten. Die Feuerwehr rief den Ausnahmezustand aus und es wurden alle Kräfte hinzugezogen, die greifbar waren. Es handelte sich um eine sehr chaotische Situation, besonders wegen der unterschätzen Menschenmenge, jedoch wurde im Nachgang das grenz- und organisationsübergreifende Zusammenarbeiten besonders gelobt und die Hilfsbereitschaft der Passanten geehrt [77].

Das nächste „gemeinsame" Ereignis dieser Größenordnung stellten die Feierlichkeiten zum Tag der deutschen Einheit vom 02./03.10.1990 dar. In diesem Fall wurde die Wichtigkeit der sanitätsdienstlichen Absicherung höher eingeordnet und in ganz Berlin umgesetzt [78].

Durch den Einigungsvertrag vom Oktober 1990 wurde die Annäherung der präklinischen Gegebenheiten der neuen an die alten Bundesländer deutlich beschleunigt. Die Fortschritte für die ehemalige DDR waren unverkennbar: Neues und besseres Material, bessere Kommunikationsmöglichkeiten, die Einführung der Luftrettung und vor allem eine verbesserte Aus- und Weiterbildung des Personals. Blieben auch noch wenige SMH-Elemente vorhanden, ging das System als solches aber nach und nach aus dem Bewusstsein der Menschen verloren und damit auch viele positive Ideen.

4.2 Das Personal der SMH

Die Ausbildung des nicht-ärztlichen Personals der SMH wurde „im neuen System" nicht anerkannt. Krankentransporteure und SMH-Schwestern konnten also nur im Rahmen der Übergangsregelungen weiter im Rettungsdienst arbeiten.

Die Schwestern, die in der DDR zum Teil in den Kliniken, zum Teil aber auch bei der SMH angestellt waren, hatten eine gute Ausbildung, oftmals z. B. als Fachkrankenpfleger für Anästhesie. Im neuen System war für ihre Ausbildung jedoch nur noch die Arbeit im Krankenhaus vorgesehen. Im Rettungsdienst wurden sie zwar zum Teil noch befristet von Hilfsorganisationen übernommen, jedoch nur mit geringer Wertschätzung und dem Hinweis, für einen längeren Verbleib im Rettungsdienst die 520-Stunden-Ausbildung zum Rettungssanitäter zu absolvieren.

Andererseits ließ z. B. das Land Mecklenburg-Vorpommern ab Juli 1993 zu, dass Fachkrankenschwestern für Anästhesie oder Intensivtherapie, welche in der DDR bereits für die SMH tätig waren und 2.000 Stunden Erfahrung im Rettungsdienst nachweisen konnten, anstelle eines Rettungsassistenten im Rettungsdienst tätig werden konnten [74, § 33 Abs. 1].

Krankentransporteure hatten im Regelfall schnell erkannt, dass eine Weiterbildung zum Rettungssanitäter für das neue System unabdingbar sein würde. Das ihnen bekannte System war darauf ausgerichtet, jeden Notfallpatienten von einem Arzt behandeln zu lassen. So war auch die Ausbildung der Krankentransporteure nicht dafür vorgesehen, selbstständig Notfalleinsätze abzuarbeiten. Eine Weiterbildung zum Rettungssanitäter hatten viele nun auf Eigeninitiative durchgeführt oder wurden durch ihren Arbeitgeber dazu beauftragt. Dazu gehörten auch die Praktika in der Klinik und im Rettungsdienst. Zumindest Letzteres war für einen Krankentransporteur mit mehrjähriger Erfahrung offensichtlich nicht notwendig und es ist kritisch zu sehen, dass, vor allem beim vorherrschenden Personalmangel, keine Anerkennungsregelungen geschaffen worden waren.

Problematisch gestaltete sich weiterhin die Anerkennung zum Rettungsassistenten. Alle diejenigen, die sich in der Zeit vom 09.11.1989 bis 03.10.1990 bereits zum Rettungssanitäter ausbilden ließen und auf Grundlage von § 13 des Rettungsassistentengesetzes den höherwertigen Beruf anerkannt haben wollten, wurden zunächst enttäuscht. Nach Auffassung der Behörden, konnte ein „Ost-Rettungssanitäter" keine Anerkennung erfahren, da er die Ausbildung erst nach Inkrafttreten des Rettungsassistentengesetzes (01.09.1989) absolviert hatte. Dies führte zu mehreren Klagen, da aus Sicht von „Ost-Rettungssanitätern" das Gesetz erst im Zuge der Wiedervereinigung, also mit dem Einigungsvertrag, in Kraft trat. Die Klagen blieben jedoch erfolglos. Es gab in diesem Zeitraum nur sehr wenige Fälle in denen Ost-Bürger den Titel Rettungsassistent anerkannt bekam. Dies war z. B. bei einer erfahrenen Intensivschwester der Fall, welche bereits viel Erfahrung in der SMH nachweisen konnte [79, S. 27 ff., 80].

Mit dem Rettungsassistenten wurde ein geschütztes Berufsbild geschaffen. Der Rettungsassistent soll bei Patienten lebensrettende Maßnahmen durchführen und die Vitalfunktionen bis zum Eintreffen eines Notarztes aufrechterhalten; die Transportfähigkeit herstellen und weitere medizinische Tätigkeiten auf Anweisung des Notarztes ausführen. Weiterhin aber auch Einsätze selbstständig durchführen, für die aufgrund geringer Verletzungen/Erkrankungen kein Notarzt notwendig ist oder welche einem Krankentransport entsprechen [81].

Nach einer Änderung des Rettungsassistentengesetzes im Kontext des Einigungsvertrages konnten Soldaten der NVA und Polizisten der Volkspolizei mit entspre-

chenden medizinischen Prüfungen die verkürzte Ausbildung zum Rettungsassistenten durchlaufen. Auch fertig ausgebildete Rettungssanitäter konnten bei ausreichen-
der Berufserfahrung eine verkürzte Ausbildung zum Rettungsassistenten durchlaufen
[82].

Auf ärztlicher Seite gab es weniger Probleme bei der Anerkennung ihrer Ausbildung.
Je nach Bundesland und dessen Rettungsdienstgesetz mussten sie zur Ausübung
des Notarztdienstes einen Fachkundenachweis erbringen oder nicht. Ebenfalls
abhängig vom Bundesland, existierten pauschale Fortbildungsmodelle oder Modelle,
die sich an der bisherigen Praxiserfahrung der Ärzte orientierten [83].

Problematisch war die Abwanderung von Ärzten aus den östlichen Bundesländern
und die Weigerung der Verbliebenen, am Rettungsdienst teilzunehmen.

In den ersten vier Jahren nach der Wende verließen 1,4 Mio. Bürger Ostdeutschland.
ein Großteil davon waren Menschen mit höheren Bildungsabschlüssen. Die Gründe
hierfür liegen, neben den Schikanen des bisherigen Systems, unter anderem bei
schlechten Verdienstmöglichkeiten [84]. Für das Gesundheitswesen war der Weggang vieler Ärzte, sollte er in manchen Fällen auch nur vorrübergehend sein, sofort
nach dem Mauerfall spürbar. Die Stadt Leipzig, als Beispiel einer Großstadt, hatte
bereits im November 1989 Schwierigkeiten, den DHD ärztlich zu besetzen und setzte
zur Kompensierung den sogenannten Sportmedizinischen Dienst dafür ein. Dieser
wiederum beklagte aber bereits im April 1990 selbst eine starke Fluktuation von
Ärzten und musste die Teilnahme reduzieren. Im gleichen Schreiben wurde von
besagtem Dienst die Wahrheit über Gerüchte angefragt, den DHD gänzlich einzustel-
len [85]. Im Juli gleichen Jahres meldeten mehrere Krankenhäuser Probleme bei der
Besetzung der DMH-Dienste. Das verhältnismäßig kleine St. Elisabeth meldete den
Weggang von sechs Chirurgen, das Krankenhaus der Diakonie beschwerte sich über
die erschwerten Arbeitsbedingungen und das St. Georg Klinikum fand eine Besetzung der DMH „wegen Fehlens eines Vertragspartners" indiskutabel und forderte
neue Strukturen sowie mehr Geld. Es kam in der Folge zu unbesetzten Diensten. Als
Reaktion der Stadt ist lediglich eine Aufforderung des Stadtrates bekannt, nach der
alle Kliniken mehr Ärzte bereitstellen sollten [17].

Dies ist nur das Beispiel einer Stadt, nach Meinung des Autors verdeutlicht es aber
gut die vorherrschende Situation im Land, die leicht chaotische Züge annahm. Die
Kompensierung der offenen Dienste und damit die Versorgung der Bürger sind der
Mehrarbeit der verbliebenen Ärzte zu verdanken. Rückblickend hätten unmittelbar

nach dem Mauerfall Anreize geschaffen werden müssen, die Ärzte im Land zu halten.

Ein weiteres Problem stellte dar, dass besonders die niedergelassenen Ärzte auf dem Land nicht am Rettungsdienst teilnehmen wollten, da sie sich bereits der Kassenärztlichen-Vereinigung angeschlossen hatten und finanzielle Probleme befürchteten.

Eine Abwanderung erfolgte auch auf Seiten der Krankentransporteure, jedoch nicht mit solch erheblichen Auswirkungen wie auf ärztlicher Seite. Zum einen, da Kräfte der Berufsfeuerwehren und aus dem Westen aushelfen konnten, zum anderen, weil bereits im Februar 1990 die „Verordnung über den Zivildienst in der DDR" erlassen wurde und von da an Zivildienstleistende im Krankentransport und Rettungsdienst eingesetzt werden konnten [70, 13f.].

4.3 Beschaffung von Technik und Fahrzeugen

Zu den größten Mängeln der SMH zählte die schlechte Ausstattung mit medizinischem Gerät und Fahrzeugen. Nach dem Mauerfall wurde der Kontrast, im Angesicht der Technik aus der BRD, besonders offensichtlich. Die ersten Hilfsmaßnahmen konzentrierten sich demensprechend auf die Verbesserung der Ausstattungssituation. Viele Ost-Städte fanden sich mit Partnerstädten im Westen zusammen. Letztere schenkten den Partnern im Osten in vielen Fällen gebrauchte oder z. T. auch neue Fahrzeuge. In Fachzeitschriften wurde der Westen dazu aufgerufen, vor der Ausmusterung von Geräten zu prüfen, ob diese nicht in den Osten geschickt werden könnten, da diese dort dringend gebraucht werden würden.

Die westlichen Hilfsorganisationen zeigten großes Engagement in der Soforthilfe. Zum einen aus Menschlichkeit, wie es sich z. B. durch schlichte Geld- oder Sachspenden zeigte. Zum anderen lässt sich aber auch vermuten, dass die Organisationen frühzeitig ein Interesse daran hatten, auf dem Gebiet der DDR Fuß zu fassen, um sich im Sinne des künftigen Geldverdienens auszubreiten. Es seien einige Beispiele aufgeführt: Das DRK nahm früh Kontakt zum DRK der DDR auf und arbeitete eng mit der Schwesterorganisation zusammen. Der Arbeiter-Samariter-Bund (Anfang 1990 in mehreren Ortsverbänden auf DDR-Gebiet neu gegründet) stellte bereits im Frühling 1990 insgesamt 48 Fahrzeuge verschiedener Art für die SMH in Dienst. Weitere 20 Notarztwagen für den Osten bekam die Organisation im Verlauf von 1990 von der Bundesregierung finanziert. Die Johanniter-Unfall-Hilfe stationierte bereits im Januar einen Rettungswagen in Leipzig und bildete in Magdeburg den Partner für einen Baby-Notarztwagen, der im Rahmen eines Soforthilfeprogrammes von der Landesregierung übergeben wurde.

Um erneut die Stadt Leipzig als Beispiel zu nutzen: Diese bekam bereits am 01.02.1990 acht Fahrzeuge Mercedes Benz Typ Ambulanz 2000 zugeordnet [40]. Bis Anfang 1992 konnte dann fast jede Rettungswache im Osten mindestens ein westdeutsches Fahrzeug mit DIN gerechter Ausstattung vorweisen.

Eine Ausstattung aller Rettungsdienstbereiche mit entsprechender Funk- und Alarmierungstechnik konnte jedoch erst im Folgejahr erreicht werden.

4.4 Aufbau der Luftrettung

Wie bereits geschildert, war ein System der primären Luftrettung in der BRD bereits ab 1970 aufgebaut worden, in der DDR hingegen waren Luftrettungseinsätze nur sekundärer Natur und nur mit aufwendigen Ausnahmegenehmigungen möglich.

Nach dem Mauerfall und dem sprunghaften Anstieg der Verkehrsunfälle auf dem Gebiet der DDR, war der Aufbau einer Luftrettung schnell ein Thema, sowohl bei erfahrenen Notfallmedizinern der DDR, als auch bei Hubschrauber-Betreibern aus „dem Westen". Letztere boten noch im Dezember 1989 den Einsatz der grenznah stationierten Rettungshubschrauber (RTH) im Gebiet der DDR an. Diese Einsätze waren jedoch nicht ohne weiteres möglich, da Einfluggenehmigungen eingeholt werden mussten. Oberste Kontrollbehörde war hierbei das „Berlin Air Safety Center", eine Institution aller Alliierten zur Überwachung des Luftraums über (Gesamt-)Berlin (am 31.12.1990 aufgelöst) [86].

Erste RTH aus NVA Beständen wurden zwischen Weihnachten 1989 und Neujahr in vier Städten eingesetzt. Die sowjetischen Hubschrauber des Typs Mi-8 waren hinsichtlich der medizinischen Ausstattung nicht mit westlichen Modellen vergleichbar, sogar sehr unterlegen, sie konnten jedoch bis zu fünf liegende Patienten aufnehmen. Nachteilig an diesem Platzangebot war, dass auch eine entsprechend große Landefläche von 50x50 m benötigt wurde (kleinere RTH benötigen die Hälfte).

Am 12.01.1990 fand der erste grenzüberschreitende Einsatz statt, „Christoph 4" aus Hannover flog einen Brandverletzten aus Magdeburg nach Hannover. Bei weiteren Einsätzen von „Christoph 7" und „Christoph 28" gingen jeweils 20 bis 30min bis zum Start verloren, da zwar eine Ausflugserlaubnis aus der BRD durch den Bundesverkehrsminister vorlag, jedoch langwierig eine Einflugerlaubnis in die DDR beschafft werden musste.

Nach einem Befehl des DDR-Verteidigungsministeriums vom 01.04.1990 sollte ein organisierter Aufbau der Luftrettung mit NVA-Hubschraubern und SMH-Personal und -Ausstattung erfolgen. Einen Tag später stellte die „Internationale Flugambulanz e.V." komplett eigenständig und selbst finanziert einen RTH am NVA-Lazarett in Leipzig in Dienst. Der Hubschrauber vom Typ BK117 war der modernste RTH auf dem Gebiet der DDR und flog noch am selben Tag seinen ersten Einsatz [87]. Für die Nutzung dieses RTH musste offensichtlich aber noch geworben werden: So beklagte der Verein selbst im April 1990 eine zu seltene Anforderung des Hubschraubers trotz hoher Zahlen von Unfalltoten. Der Leiter der SMH jedoch beschreibt den Nutzen des RTH ausschließlich als schnellen Notarztzubringer auf dem Land [85].

Als Ausführung des o.g. Befehls wurden ab 10.04.1990 sieben Hubschrauber der Typen Mi-8 und Mi-2 mit der Beschriftung „SAR" (Search and Rescue) oder „SMH" in Dienst gestellt. Die Ausrüstung entsprach nun der eines Barkas-SMH3.

Der seit 1987 in Westberlin eingesetzte RTH „Christoph 31" durfte ab 11.04.1990 im gesamten Berlin und dessen Umland eingesetzt werden. Da für jeden grenzüberschreitenden Einsatz nach wie vor eine Einfluggenehmigung nötig war, wurden an alle vier betreffenden Leitstellen und an das „Berlin Air Safety Center" entsprechende Funkgeräte verteilt, sodass der RTH innerhalb einer Minute die Genehmigung bekam.

Im August 1990 wurde zwischen dem ADAC und der Luftrettung (DRF) als Leistungserbringer und dem Verteidigungs- und Gesundheitsministerium der DDR ein Vertrag über die Luftrettung in der DDR geschlossen. Die Organisationen sollten mit NVA-Maschinen die Luftrettung ausbauen. Der Vertrag war jedoch bereits im Oktober, im Zuge der Wiedervereinigung, hinfällig. Die NVA ging in die Bundeswehr über, welche nun im Rahmen der Amtshilfe alle Stationen, außer Leipzig und Berlin, besetzte (Pilot und Techniker; medizinisches Personal und Ausstattung von SMH). Der dazu geschaffene Erlass war zunächst befristet bis 30.06.1991, dem Zeitpunkt, ab dem die Länder entscheiden sollten, wer die Luftrettung durchführt, später wurde er aber bis 30.06.1992 verlängert. Danach wurden von den Ländern 11 Stationen festgelegt, aufgeteilt auf ADAC, DRF, Bundesgrenzschutz und Bundesluftwaffe. Der RTH in Leipzig blieb außen vor und der Internationalen Flugambulanz bis 2005 erhalten.

Das neu entstandene Konkurrenzdenken auf diesem Gebiet verdeutlicht eine weitere Ausnahme in Leipzig. Dort stationierte im Oktober 1992 der ansässige Arbeiter-Samariter-Bund (ASB) einen Intensivtransporthubschrauber am Klinikum St. Georg. Dies geschah nur unter Protest der Internationalen Flugambulanz (IFA), welche bisher den einzigen RTH betrieb. Nachdem der ASB-Hubschrauber in einer Winternacht bereits im Januar 1993 bei Bad Berka abstürzte und zwei Menschen zu Tode kamen, wurde zunächst mit einer Ersatzmaschine weitergearbeitet. Jedoch wurde von Seite der IFA und auch des ADAC so viel Druck aufgebaut, dass das Projekt bald eingestellt wurde [80, 88, S. 107-112].

Die Einrichtung der bisher fehlenden Landeplätze an Kliniken wurde zunächst provisorisch durchgeführt (z. B. Markierungen auf nahen Wiesen). Zum Teil wurde auch am nächsten Flughafen gelandet und der Weitertransport in die Klinik mit einem RTW durchgeführt. Nach und nach erfolgte dann die bauliche Verwirklichung vor Landeplätzen [89, 84f., 90].

5. Fazit

Vergleicht man das Rettungswesen der Bundesrepublik Deutschland und das Rettungswesen der ehemaligen Deutschen Demokratischen Republik kann weder ein Verlierer noch ein Sieger festgestellt werden, da beide Systeme Vorteile und Nachteile aufweisen.

Bedauerlich ist beispielsweise, dass das Konzept der auch mit einem Arzt besetzten Rettungsleitstelle und das System des „Dringlichen Hausbesuchsdienstes" (Arzt mit speziell ausgestattetem Kraftfahrzeug mit Assistenten bzw. Fahrer, über 24 Stunden verfügbar und von der Rettungsleitstelle geführt) nicht übernommen wurden.

6. Literatur

[1] *Grundstock des Wissens: Lernen heute - Für die Sekundarstufen I und II.* Köln: Serges Medien GmbH, 2000.

[2] Müller, Helmut M., *Schlaglichter der deutschen Geschichte,* 3. Aufl. Bonn: F.A. Brockhaus GmbH, 2007.

[3] Bergmann, Klaus, *Historische Grundbegriffe: Methodenschlüssel,* 1. Aufl. Leipzig: Ernst Klett Verlag GmbH, 2006.

[4] Wikipedia, *Deutsche Demokratische Republik.* [Online] Verfügbar unter: https://de.wikipedia.org/w/index.php?oldid=176637266. Zugriff am: 25.04.2018.

[5] Wikipedia, *Bezirk (DDR).* [Online] Verfügbar unter: https://de.wikipedia.org/w/index.php?oldid=172701296. Zugriff am: 25.04.2018.

[6] *Bevölkerung der DDR | Statistik.* [Online] Verfügbar unter: https://de.statista.com/statistik/daten/studie/249217/umfrage/bevoelkerung-der-ddr/. Zugriff am: 25.04.2018.

[7] Ruban, Maria-Elisabeth, *Gesundheitswesen in der DDR.* Berlin: Gebr. Holzapfel, 1981.

[8] Korbanka, Christian, *Das Gesundheitswesen der DDR: Darstellung und Effizienzanalyse.* Köln: Müller Botermann, op. 1990.

[9] Harmsen, Hans, *Zur Entwicklung des Gesundheitswesens in der DDR.* Hamburg, 1975.

[10] Schomann, Stefan, *Im Zeichen der Menschlichkeit: Geschichte und Gegenwart des Deutschen Roten Kreuzes,* 1. Aufl. München: Deutsche Verlags-Anstalt, 2013.

[11] Enzensberger, Hans M., *Krieger ohne Waffen: Das Internationale Komitee vom Roten Kreuz,* 1. Aufl. Frankfurt am Main: Eichborn, 2001.

[12] Khan, Daniel-Erasmus, *Das Rote Kreuz: Geschichte einer humanitären Weltbewegung.* München: C.H. Beck, 2013.

[13] Riesenberger, Dieter, *Das Deutsche Rote Kreuz: Eine Geschichte 1864 - 1990.* Paderborn: Schöningh, 2002.

[14] *DDR-Lexikon: DRK.* [Online] Verfügbar unter: http://www.ddr-wissen.de/wiki/ddr.pl?DRK. Zugriff am: 28.04.2018.

[15] Kreuz, Deutsches R., *Das DRK von den Anfängen bis heute - DRK e.V.* [Online] Verfügbar unter: https://www.drk.de/das-drk/geschichte/das-drk-von-den-anfaenger-bis-heute/?page=1956-1962. Zugriff am: 02.05.2018.

[16] Böhme, Maria, et al., *Schnelle medizinische Hilfe: Ein Ratgeber für Ärzte auf dem Rettungswagen,* 2. Aufl. Berlin: VEB Verlag Volk und Gesundheit, 1981.

[17] Stadtverordnetenversammlung und Rat der Stadt Leipzig, *Etablierung Rettungsstelle; StVuR Nr. 28991; Stadtarchiv Leipzig.* Leipzig.

[18] Döhler, et al., *Schnelle Medizinische Hilfe in der DDR: Dokumente,* 1. Aufl. Dresden, 1977.

[19] Gückelhorn, Peter, *Naturwissenschaftliche und technologische Grundlagen der Ökonomietätigkeit: Dringliche Medizinische Hilfe, Intensivtherapie und Krankentransport.* Berlin, 1969.

[20] Deutsches Rotes Kreuz [der DDR], Hg., *Deutsches Rotes Kreuz: Mitteilungsblatt.* Dresden, 1953.

[21] Mecklinger, L., „Zur Verbesserung der Arbeit in den Sanitätseinheiten" in *Deutsches Rotes Kreuz: Mitteilungsblatt*, Deutsches Rotes Kreuz [der DDR], Hg., Dresden, 1953, S. 10–11.

[22] Zentralausschuss, „Berichte" in *Deutsches Rotes Kreuz: Mitteilungsblatt*, Deutsches Rotes Kreuz [der DDR], Hg., Dresden, 1953, S. 9–10.

[23] Zentralausschuss, „Fragen und Antworten" in *Deutsches Rotes Kreuz: Mitteilungsblatt*, Deutsches Rotes Kreuz [der DDR], Hg., Dresden, 1953, S. 10.

[24] Markgraf, Herbert, „In 23 Fällen Erste Hilfe geleistet" in *Deutsches Rotes Kreuz: Mitteilungsblatt*, Deutsches Rotes Kreuz [der DDR], Hg., Dresden, 1953, S. 16.

[25] Beyer, R., „Aus dem Leben der Bezirke und Kreise" in *Deutsches Rotes Kreuz: Mitteilungsblatt*, Deutsches Rotes Kreuz [der DDR], Hg., Dresden, 1953, S. 11.

[26] Wunderlich, Marie, „Unfallhilfsstelle" in *Deutsches Rotes Kreuz: Mitteilungsblatt*, Deutsches Rotes Kreuz [der DDR], Hg., Dresden, 1953, S. 23.

[27] Die Redaktion, „Die Gründung der Organisation" in *Deutsches Rotes Kreuz: Mitteilungsblatt*, Deutsches Rotes Kreuz [der DDR], Hg., Dresden, 1953, S. 4.

[28] Sander, „Krankentransport" in *Deutsches Rotes Kreuz: Mitteilungsblatt*, Deutsches Rotes Kreuz [der DDR], Hg., Dresden, 1953, S. 10.

[29] Winkler, Gunnar, *Zur Geschichte der Volkssolidarität 1945 bis 2010.* Berlin: Volkssolidarität Bundesverband e.V., Bundesgeschäftsstelle, 2009.

[30] Sühs, Heinrich, „Der hallesche Krankentransport: Seine Entwicklung, Analyse der Leistungen und Möglichkeiten der Verbesserung". Dissertation, Lehrstuhl für Sozialhygiene, Martin Luther Universität Halle-Wittenberg, Halle, 1969.

[31] Redaktion in *Deutsches Rotes Kreuz: Mitteilungsblatt*, Deutsches Rotes Kreuz [der DDR], Hg., Dresden, 1953, S. 8.

[32] Redaktion, „100000er Bewegung" in *Deutsches Rotes Kreuz: Mitteilungsblatt*, Deutsches Rotes Kreuz [der DDR], Hg., Dresden, 1953, S. 4.

[33] Günkel, Horst-Albrecht, „Die Versorgung von Notfallpatienten mit Hilfe der Dringlichen Medizinischen Hilfe: Eine kritische Bilanz der Leitstelle des Kreises Merseburg". Dissertation, Medizinische Fakultät, Martin Luther Universität Halle-Wittenberg, Halle, 1984.

[34] Böhme, Maria, et al., *Dringliche medizinische Hilfe auf dem Rettungswagen: Ein Ratgeber für Ärzte auf DMH-Wagen.* Leipzig, 1973.

[35] Wikipedia, *Einwohnerentwicklung von Leipzig.* [Online] Verfügbar unter: https://de.wikipedia.org/wiki/Einwohnerentwicklung_von_Leipzig. Zugriff am: 21.05.2018.

[36] Stadtverordnetenversammlung und Rat der Stadt Leipzig, *Konzeption zum Aufbau SMH; StVuR Nr. 19081; Stadtarchiv Leipzig.* Leipzig.

[37] Präsidium des DRK der DDR, *Schnelle Medizinische Hilfe in der DDR: Nr. 4,* 1. Aufl. Dresden: Karl-Marx-Werk Pößneck, 1986.

[38] Böhme, Maria, et al., *Schnelle medizinische Hilfe: Ein Ratgeber für medizinische Notfälle,* 5. Aufl. Berlin: Verlag Volk u. Gesundheit, 1988.

[39] Heise, Stefan, *Experteninterview.* Leipzig. 15.07.2018.

[40] Stadtverordnetenversammlung und Rat der Stadt Leipzig, *Berichte; StVuR Nr. 28629; Stadtarchiv Leipzig.* Leipzig.

[41] Stadtverordnetenversammlung und Rat der Stadt Leipzig, *Erreichenszeiten; StVuR Nr. 29016; Stadtarchiv Leipzig.* Leipzig.

[42] Wikipedia, *Kreis Merseburg.* [Online] Verfügbar unter: https://de.wikipedia.org/wiki/Kreis_Merseburg#Einwohnerentwicklung. Zugriff am: 25.05.2018.

[43] Böttcher, Olaf, *Diener zweier Herren: Die SMH in Halle,* Prisma. Probleme – Projekte – Personen, Deutscher Fernsehfunk DFF.

[44] Mehner, Heiko, *DRK-DDR.de.* [Online] Verfügbar unter: http://drk-ddr.de/page.php?v=1010302. Zugriff am: 29.05.2018.

[45] Kesting, Gunnar, *Barkas Krankentransport | Schnelle Medizinische Hilfe e.V.* [Online] Verfügbar unter: https://schnelle-medizinische-hilfe.chayns.net/BarkasKrankenkraftwagenKrankentransport. Zugriff am: 29.05.2018.

[46] Kesting, Gunnar, *Barkas SMH 2 | Schnelle Medizinische Hilfe e.V.* [Online] Verfügbar unter: https://schnelle-medizinsche-hilfe.chayns.net/BarkasSMH2. Zugriff am: 29.05.2018.

[47] Mehner, Heiko, *DRK-DDR.de.* [Online] Verfügbar unter: http://drk-ddr.de/page.php?v=1010401. Zugriff am: 29.05.2018.

[48] Mehner, Heiko, *DRK-DDR.de*. [Online] Verfügbar unter: http://drk-ddr.de/page.php?v=1010500. Zugriff am: 29.05.2018.

[49] Kesting, Gunnar, *Barkas SMH 3 | Schnelle Medizinische Hilfe e.V.* [Online] Verfügbar unter: https://schnelle-medizinische-hilfe.chayns.net/BarkasSMH3. Zugriff am: 29.05.2018.

[50] Mehner, Heiko, *DRK-DDR.de*. [Online] Verfügbar unter: http://drk-ddr.de/page.php?v=1010700. Zugriff am: 30.05.2018.

[51] Kesting, Gunnar, *Wartburg 353 Tourist Med | Schnelle Medizinische Hilfe e.V.* [Online] Verfügbar unter: https://schnelle-medizinische-hilfe.chayns.net/Wartburg353TouristMed. Zugriff am: 30.05.2018.

[52] Stahn, Günter, „Die Aufgaben des Wasserrettungsdienstes des Deutschen Roten Kreuzes" in *Deutsches Rotes Kreuz: Mitteilungsblatt*, Deutsches Rotes Kreuz [der DDR], Hg., Dresden, 1953, 2f.

[53] Stahn, Günter, „Leistungsbericht des Wasserrettungsdienstes [...]" in *Deutsches Rotes Kreuz: Mitteilungsblatt*, Deutsches Rotes Kreuz [der DDR], Hg., Dresden, 1953, 15f.

[54] Mehner, Heiko, *DRK-DDR.de*. [Online] Verfügbar unter: http://drk-ddr.de/page.php?v=1130302. Zugriff am: 30.05.2018.

[55] Hähnel, „Seenotdienst des Deutschen Roten Kreuzes" in *Deutsches Rotes Kreuz: Mitteilungsblatt*, Deutsches Rotes Kreuz [der DDR], Hg., Dresden, 1953, 12f.

[56] Garbe, Hellmut, „Bergrettungsdienst" in *Deutsches Rotes Kreuz: Mitteilungsblatt*, Deutsches Rotes Kreuz [der DDR], Hg., Dresden, 1953, 7f.

[57] Mehner, Heiko, *DRK-DDR.de*. [Online] Verfügbar unter: http://drk-ddr.de/page.php?v=1130301. Zugriff am: 30.05.2018.

[58] Mehner, Heiko, *DRK-DDR.de*. [Online] Verfügbar unter: http://drk-ddr.de/page.php?v=1020501. Zugriff am: 30.05.2018.

[59] Präsidium des DRK der DDR, *Im Dienst von Leben und Gesundheit: Offizin Andersen Nexö*. Dresden, 1987.

[60] Nitsche, „Die Frühgeburten und ihr Transport" in *Deutsches Rotes Kreuz: Mitteilungsblatt*, Deutsches Rotes Kreuz [der DDR], Hg., Dresden, 1953, S. 17.

[61] Mehner, Heiko, *DRK-DDR.de*. [Online] Verfügbar unter: http://drk-ddr.de/page.php?v=1020300. Zugriff am: 01.06.2018.

[62] Morgenstern, Klaus, *DDR-Bildarchiv: Leipzig - Hubschrauber Mil Mi-4 und Krankenwagen auf dem Messeflughafen Leipzig, 1961*. [Online] Verfügbar unter: https://www.ddrbildarchiv.de/info/ddr/hubschrauber-mil-krankenwagen-messeflughafen-leipzig-57495.html. Zugriff am: 01.06.2018.

[63] *Erinnerungen: Wie der Winter 1978/79 fast die gesamte DDR lahmlegte.* [Online]
Verfügbar unter: https://www.mz-web.de/panorama/erinnerungen-wie-der-winter-1978-
79-fast-die-gesamte-ddr-lahmlegte-25473886. Zugriff am: 01.06.2018.

[64] Grübler, Ronald, „70 Jahre Rettungsamt Berlin", *Rettungsdienst*, Jg. 13., Nr. 9, 538ff.,
1990.

[65] Schumacher, M., „Gedanken zur Umstrukturierung…", *Rettungsdienst*, Jg. 13, Nr 12, S.
740–741, 1990.

[66] Binder, Gerhard, „Rechtsfragen im Rettungsdienst der DDR", *Rettungsdienst*, Jg. 13, Nr.
7, S. 436–437, 1990.

[67] Volkskammer der DDR, „Gesetzblatt der Deutschen Demokratischen Republik", Berlin,
Jun. 1990. [Online] Verfügbar unter: https://deutsche-einheit-1990.de/wp-
content/uploads/Gesetzblatt_1990_I_34_klein1.pdf.

[68] *Verfassungsgesetz zur Bildung von Ländern in der Deutschen Demokratischen Republik
(LEinfG)* [Online] Verfügbar unter: http://www.gesetze-im-
internet.de/leinfg/DDNR009550990.html#DDNR009550990BJNG000100307. Zugriff
am: 22.06.2018.

[69] Volkskammer der DDR, Drucksache Nr. 234, *Rettungsdienstgesetz der Deutschen
Demokratischen Republik; Antrag:*
http://webarchiv.bundestag.de/volkskammer/dokumente/drucksachen/100234.pdf. Zugriff am 22.06.2018.

[70] Scholl, Holger, „Vor 25 Jahren: Rettungsdienst in den neuen Bundesländern", *Rettungsdienst*, Jg. 38, Nr. 10, 2015.

[71] *Gesetz über den Rettungsdienst im Land Brandenburg BbgRettG 1992* [Online] Verfügbar unter: https://bravors.brandenburg.de/de/gesetze-214682?history. Zugriff am:
22.06.2018.

[72] *Thüringer Rettungsdienstgesetz. - ThürRettG 1992* [Online] Verfügbar unter:
https://www.umwelt-online.de/recht/anlasi/sicher/th/rettgz1992.htm. Zugriff am:
22.06.2018.

[73] *Sächsisches Rettungsdienstgesetz SächsRettDG 1992* [Online] Verfügbar unter:
https://www.revosax.sachsen.de/vorschrift/4832-Saechsisches-
Rettungsdienstgesetz#p12. Zugriff am: 22.06.2018.

[74] *Rettungsdienstgesetz Mecklenburg-Vorpommern RDG M-V 1992* [Online] Verfügbar
unter: http://www.lexsoft.de/cgi-bin/lexsoft/justizportal_nrw.cgi?xid=7319280,1. Zugriff
am: 22.06.2018.

[75] *Gesetz über den Rettungsdienst für das Land Berlin RDG 1993* [Online] Verfügbar
unter:
http://gesetze.berlin.de/jportal/?quelle=jlink&query=RettDG+BE&psml=bsbeprod.psml&
max=true&aiz=true. Zugriff am: 22.06.2018.

[76] *Rettungsdienstgesetz Land Sachsen – Anhalt RettDG LSA 1993* [Online] Verfügbar
unter: https://www.martha-maria.de/fileadmin/mediapool/pdf/Halle-
Notarztdienst/gesrettd-1993.pdf. Zugriff am: 22.06.2018

[77] Luszeit, Klaus und Peters, S., „Großschadensereignis am Brandenburger Tor vom
1.1.1990", *Rettungsdienst*, Jg. 13, Nr. 3, S. 171–174, 1990.

[78] Luszeit, Klaus und Bertschat, F.-L., „3 Oktober: Tag der Vereinigung in Berlin", *Rettungsdienst*, Jg. 13, Nr. 12, S. 776–778, 1990.

[79] Lippert, Hans-Dieter, *Rettungsassistentengesetz (RettAssG): Gesetz über den Beruf der
Rettungsassistentin und des Rettungsassistenten vom 30. Juni 1989 (BGBl. I S. 1384).*
Berlin, Heidelberg: Springer, 1990.

[80] Experteninterview des Autors mit Dr. med. Burgkhardt, Michael, Leipzig. 04.07.2018.

[81] *Gesetz über den Beruf der Rettungsassistentin und des Rettungsassistenten RettAssG
1989* Online] Verfügbar unter:
https://www.gesundheit.bremen.de/sixcms/media.php/13/26100%20RettAssG%20gesa
mt.pdf. Zugriff am: 22.06.2018.

[82] Ufer, Michael, „Rettungsdienst und Deutsche Einheit: Rettungsdienst im Umbruch",
Rettungsdienst, Jg. 14, Nr. 1, S. 1, 1991.

[83] Bundesärztekammer, *Übersicht Notarztqualifikation in Deutschland.* [Online] Verfügbar
unter:
http://www.bundesaerztekammer.de/fileadmin/user_upload/downloads/Bundesweiter_U
eberblick_ueber_die_Notarztqualifikation.pdf.

[84] Martens, Bernd, *Zug nach Westen – Anhaltende Abwanderung | bpb.* [Online] Verfügbar
unter: https://www.bpb.de/geschichte/deutsche-einheit/lange-wege-der-deutschen-
einheit/47253/zug-nach-westen?p=all. Zugriff am: 21.06.2018.

[85] Stadtverordnetenversammlung und Rat der Stadt Leipzig, *Rettungshubschrauber;
Stadtarchiv Leipzig; StVuR Nr. 24415.* Leipzig.

[86] Wikipedia, *Luftsicherheitszentrale Berlin.* [Online] Verfügbar unter:
https://de.wikipedia.org/wiki/Luftsicherheitszentrale_Berlin. Zugriff am: 19.06.2018.

[87] IFA, *Das Projekt Christoph.* [Online] Verfügbar unter: http://ifa-
flugambulanz.de/hp394/Projekt-Christoph.htm?ITServ=adec29qup3osi1b2eanuh6v149c.
Zugriff am: 19.06.2018.

[88] Burgkhardt, Michael, *Notfallgeschichten des Dr. Bumm: Das zweite (andere) Arztbuch,* 1. Aufl. Auerbach /V.: Verlag Wissenschaftliche Scripten, 2017.

[89] Scholl, Holger, „Vor 25 Jahren: Der Rettungsdienst in der DDR nach dem Mauerfall", *Rettungsdienst*, Jg. 37., Nr. 11, 2014.

[90] Scholl, Holger, „Blick zurück nach vorn: 15 Jahre Luftrettung in den neuen Bundeslän-dern", *Rettungsdienst*, Jg. 28, Nr. 11, S. 70–75, 2005.